Frank Witzel
Johanna Fischer

Ü B E R
W U N D E N

Ein Gespräch
über Viktor Frankl und
die Traumatherapie

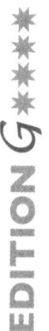

EDITION G

Impressum

1. Auflage 2018
© 2018 by Johanna Fischer und Frank Witzel
Herausgegeben von Edition G****, Neustadt an der Weinstraße
Alle Rechte vorbehalten.
Nachdruck, auch auszugsweise, nicht gestattet.

Umschlaggestaltung und Layout: Hans Gareis
Umschlagfoto: i-Stock by Getty Images
Abbildungen innen: Frank Witzel

Druck und Bindung: print | media solutions, Mannheim

Printed in Germany

ISBN: 978-3-9817251-6-2

Edition G**** by Gareis Marketing.Media
Weinstraße 28
67434 Neustadt an der Weinstraße

www.marketing-gareis.de

Frank Witzel
Johanna Fischer

ÜBER
WUNDEN

Ein Gespräch
über Viktor Frankl und
die Traumatherapie

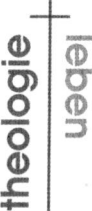

theologie + leben

Inhalt

Vorwort

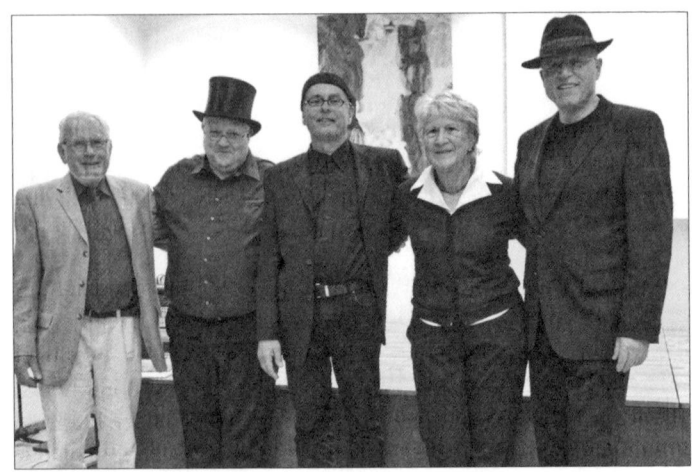

*Ensemble des Theaterstückes „Synchronisation in Birkenwald",
von links: Günter Fischer, Dr. Bernhard Sokol, Frank Witzel,
Johanna Fischer und Heinz Dieter Müller.*

Wenn zwei sich unterhalten - hört man höflicherweise weg oder man sucht das Weite. Beim Gespräch in diesem Buch, dürfen, ja sollen Sie, das Gegenteil tun! Hören Sie zu. Lesen Sie sich ein. Lassen Sie sich anrühren, vor allem beschenken, durch das, was Johanna Fischer und Frank Witzel sich gegenseitig zu erzählen haben, aus ihrer jeweiligen Begegnung mit Viktor E. Frankl.

Beim Lesen und Eintauchen in das Fachgespräch von Johanna und Frank sind auch bei mir Erinnerungen wieder wach und lebendig geworden, aus meiner persönlichen Begegnung mit Viktor Emil Frankl, die ich 1981 in Wien als Student der evangelischen Theologie erleben durfte. Damals, in meinem Auslandsjahr, hielt Viktor E. Frankl ein einziges Seminar im Sommersemester: „Logotherapie und Existenzanalyse". Diese einmalige Chance machte die Begegnung und das Erleben noch mal so kostbar und intensiv.

Das Bild ist mir noch vor Augen. Ein Ehrfurcht auslösender Hörsaal, im klassischen Stile eines Amphitheaters, steil nach oben führende Sitzreihen, von denen man, aus dem Halbrund auf die Bühne hinab sehen konnte. In dessen Mitte, auf einem Stuhl sitzend, Viktor E. Frankl, meist begleitet von seiner zweiten Frau Elly, die etwas abseits von ihm Platz fand.

Immer sprach er frei, ohne von Konzeptpapieren abzulesen, er schöpfte aus seinem Innersten, verknüpfte Einsicht mit Lebenserfahrung. Er sagte, was er lebte, das berührte mich im Tiefsten. Die Sprachmelodie seines Vortrages ist mir noch im Ohr, sympathisch-höflich, wienerisch-angehaucht.

Das räumliche Setting des Hörsaales ließ bei mir den Eindruck entstehen, wie mit einem „Brennglas" da zu sitzen und Viktor Frankl in „unserer" Mitte zu beobachten, ihm zu lauschen, fokussiert, konzentriert, intensivst zuhörend.

Wenn Frankl sprach - erzählte, wäre wohl die passendere Formulierung, denn sein akademisches Reden war immer verknüpft mit durchlebter, reflektierter Lebenserfahrung -, dann hörten die, die seine Lebensgeschichte aus Büchern kannten, auch immer dies „Furchtbare, entsetzlich Unmenschliche" mit, das Viktor Frankl, weil Jude, während der Naziherrschaft durchlitten hatte.

Wie ist es möglich, diese Hölle zu überleben und trotzdem „Mensch" zu bleiben?

Johanna Fischer und Frank Witzel gehen in ihrem Gespräch dieser und anderen existenziellen Fragen nach. Sie verbinden, ergänzen und erweitern aus ihrem reichen Erfahrungsschatz.

Frank Witzel widmet sich in einem besonders lesenswerten Hauptteil einem Vergleich von Frankls Ansatz der Logotherapie mit den neueren Erkenntnissen der Traumatherapie.

Johanna Fischer gebührt besonderer Verdienst, hat sie doch mit einem Team einen historischen Videomitschnitt des Theaterstückes „Synchronisation in Birkenwald" in einer szenischen, medial-personalen Neuinszenierung in Augsburg, Weimar und Bad Wörishofen auf die Bühne gebracht. Eine transzendierende Abrundung erfährt das Buch durch selten zu findende Hinweise auf Frankls Einstellung zur Religion und zu seiner persönlichen praxis pietatis.

Im „Zwischen" von Johanna und Frank werden Leben und Werk Viktor Emil Frankls anschaulich, lebendig und in knappen, wohl akzentuierten Aufhellungen dargestellt.

Es lohnt, diesem Gespräch zu lauschen, sich darauf einzulassen. Es kann und will anregen zum eigenen Dialog und zur inneren „Synchronisation" auf dem Weg zur persönlichen Sinn-Findung.

Heinz Dieter Müller

Krankenhauspfarrer, Systemischer Coach,
Geistlicher Begleiter

Begegungen

mit Viktor Emil Frankl

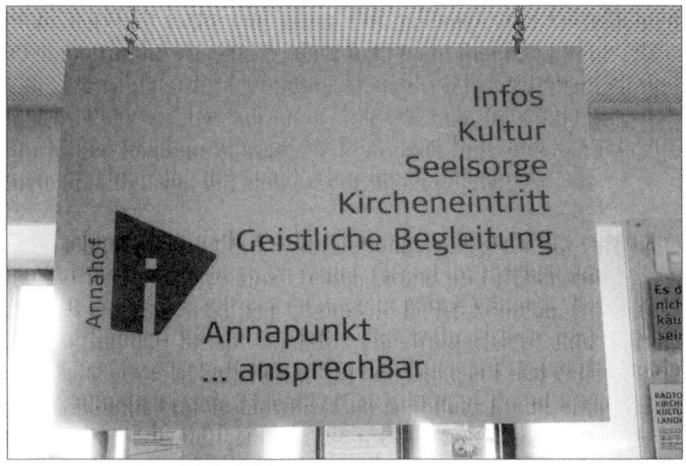

Annahof in Augsburg, ein kommunikativer Ort.

Frank: Schule fand ich langweilig, meistens jedenfalls.

Ich besuchte in Würzburg in den 70er Jahren des vergangenen Jahrhunderts zwei verschiedene Gymnasien der Stadt. Ich war ein guter Schüler. LehrerINNEN hatten kaum Mühe oder Ärger mit mir. Ich passte auf und versuchte, so schnell wie möglich wieder raus zu kommen aus der Schule. Freie Zeit nutzte ich lieber dafür, noch mehr, andere und interessantere Dinge kennenzulernen. Meine Zeit und Energie waren mir zu schade, aus einem 2er- einen 1er-Schüler zu machen. Dafür war ich dann lieber mit meiner Freundin unterwegs, jobbte oder hielt mich in verschiedenen kirchlichen, freikirchlichen und sozialen Gruppen und Kreisen auf.

Hausaufgaben? Lernen? Vertane Zeit!

Ich schlenderte nach der Schule auf dem Weg zum Bus durch das Falkenhaus, die öffentliche Bücherei am Marienplatz im Herzen Würzburgs. So viele Regale! So viele Bücher! So viel zu erfahren, kennenzulernen! Begegnung in konzentrierter Form! Mit älteren Schülern war es auch interessant. Ich weiß nicht mehr, wie wir darauf kamen. Doch eines Tages besuchte ich einen locker mit mir befreundeten Schulkameraden, der ein oder zwei Jahrgangsstufen über mir und der Sohn eines Arztes war. Es ist mir nicht mehr präsent, warum wir uns über Psychotherapie, Logotherapie und Viktor Frankl unterhielten. Der Mitschüler gab mir sogar ein paar Kopien von ihm mit zu den Stichworten Hyperintention und –reflexion. Für mich fast wie eine Offenbarung! Ich konnte die Logotherapie da noch lange nicht einordnen. Für mich war das, was ich da zu lesen bekam, der Inbegriff von Psychologie und Psychotherapie. Es wurde ein ganz normales Element meines Denkens. Erst später, etwa zu Beginn meines Theologiestudiums, Anfang der 80er Jahre, nahm ich die Differenziertheit der Psychologie und der Psychotherapie wahr.

Johanna: Du bist der erste, der mir erzählt, er habe Viktor Frankl schon als Schüler kennengelernt. Offenbar hast auch du dich schon sehr früh für Psychologie interessiert. Wie gut, dass du Viktor Frankl in die Hände gefallen bist! Ich kann mir gut vorstellen, dass deine Erkenntnisse deine Wahrnehmung verändert haben. Gleich zu Beginn deiner Beschäftigung mit Viktor Frankl hast du zwei Verhaltensweisen kennen gelernt, die das Leben stark beeinträchtigen können. Es war sicher befreiend für dich, zu erkennen, dass der Hyperintention, damit ist das krankhafte Kreisen um sich selbst gemeint, durch Dereflexion begegnet werden kann, und dass krank machende Ängste und Zwänge, Hyperreflexion genannt, durch die Paradoxe Intention geheilt werden können.

Frank: Ja, ganz wichtig war mir die spontane Einsicht: Es gibt Strukturen unseres Denkens und Erlebens, die unser Leben und Fühlen prägen! Wir können sie verstehen! Wir können mit ihnen bewusst umgehen! Das hat mich wirklich fasziniert. Wir müssen also nicht mehr „uns von uns selber alles gefallen lassen". Später hörte ich dann genau diesen Satz bei dir, wie du nämlich in einem unserer gemeinsamen Seminare das Werk von Viktor Frankl vorgestellt hast.

Zack! Ohne es bewusst zu merken, hatte ich schon einen Grundgedanken der Logotherapie Viktor Frankls verinnerlicht. So schnell kann es gehen! Und es machte Spaß. Die Neugier hatte mich wirklich gepackt.

Johanna: Und es macht Spaß! Das musst du nun genauer definieren. Meinst du, sich mit Viktor Frankl zu beschäftigen, macht Spaß? Oder macht es Spaß, neue Gedanken aufzunehmen, Frankls Denkansatz nachzuvollziehen und an sich selber zu testen, ob man sich damit identifizieren kann?

Frank: Ja, danke für die genaue Nachfrage! Damals, in meiner Schulzeit, hatte ich noch nicht die historische Dimension des Lebens und Wirkens von Viktor E. Frankl überblickt.

Das interessierte mich nicht so sehr. Da hatte ich auch kaum eine Ahnung. Aber ich kannte seinen Namen. Und in den folgenden Jahren baute ich immer wieder ein kleines Element des Wissens neu in das Bild ein, das ich mit Logotherapie und Frankl verbinde. Zum Beispiel war eine weitere wichtige Etappe zu einem Gesamtverständnis von der Logotherapie und Viktor E. Frankl dann meine Abiturarbeit zum Widerstand gegen Hitler. Hier nahm ich erstmals in der Tiefe wahr, wie furchtbar die Zeit des NS-Regimes war – vor allem für Juden. Ich realisierte dabei die Dramatik des Politischen im totalitären Kontext. Ich bekam eine Ahnung, was es heißt, aus politischen, rassischen oder religiösen Gründen verfolgt zu sein und vernichtet zu werden. Viktor E. Frankl war Jude. Und er überlebte seine KZ-Aufenthalte. Ja, der Plural ist Absicht …

Wenn ich also genauer darüber nachdenke, muss ich sagen: Sowohl die Aufnahme neuer Gedanken als auch das existentielle Anwenden hat einen sehr ressourcenvollen Charakter. Es führte mich zu den Sinnfragen und genauso zur Auseinandersetzung mit Geschichte, Politik und Ethik. Dieses Berührt-Sein von „Eigentlichem" oder „Wesentlichem" hat mir eine neue Sicht auf das Leben und ein neues Lebensgefühl vermittelt. Es hat auch etwas mit Lebensintensität zu tun. „Spaß" schwingt da durchaus mit. Aber heute würde ich sagen, dass dieses Wort etwas zu kurz greift. Damals in der Zeit rund um das Abitur mit den neuen Informationen aus der NS-Geschichte und auf dem Hintergrund des Lebens von Viktor Frankl reifte in mir die Überzeugung, dass es für jeden Menschen eine existentielle Grundentscheidung gibt zwischen Gut und Böse. Auf welcher Seite will ich stehen? Wohin gehöre ich? Ich selbst definierte diese Grundentscheidung damals mit dem Wort „Bekehrung". Ich war nämlich eine Zeitlang in engem Kontakt mit der freikirchlichen christlichen Szene, in der dieses Wort eine große Rolle spielt. Heute würde ich das Wort „Bekehrung" eher mit „Leben im Horizont des Eigentlichen", also nicht ganz so fromm evangelikal, sondern eher etwas existenzphilosophisch wiedergeben. Aber es schwingt beides mit: das Fromme und das Philosophische.

Johanna: Viktor Frankl hatte die Grundentscheidung getroffen: Der Mensch behält unter allen Umständen die Freiheit des Willens, er kann sich in jeder Situation entscheiden. „Ihr könnt mir alles nehmen, nur eines nicht: die Freiheit, wie ich mich zu dem, was ihr mir antut, verhalte." „Experimentum crucis" nannte er den Aufenthalt im Konzentrationslager. Jetzt musste er beweisen, dass seine Lehre dem Leben standhalten würde.

Viktor Frankl überlebte vier Konzentrationslager. Dreimal wurde er deportiert mit unbekanntem Ziel. Aber Demütigung und Verfolgung fingen ja schon viel früher an. Frankl konnte seine psychiatrische Praxis nur knapp ein Jahr führen, dann wurde sie ihm von den Nazis geschlossen, die in Österreich einmarschiert waren. Er musste in der Wohnung seiner Eltern praktizieren und durfte als „Judenbehandler" nur jüdische Patienten annehmen.

Er übernahm 1940 die Leitung der Neurologischen Station am Rothschild-Spital in Wien, das eine Notfallklinik für die jüdischen Opfer des grausamen Naziterrors war. An manchen Tagen wurden bis zu zehn Selbstmordversuche eingeliefert. In seiner Position konnte er durch ärztliche Kunst manches Leben retten und viele Juden vor der Deportation bewahren.

Auch in seinem ganz persönlichen Lebensbereich musste er unter der Gewalt des Hitlerregimes leiden. Er und seine Frau Tilly waren das letzte Ehepaar, das auf dem jüdischen Standesamt die Ehe schließen durfte. Danach wurde das jüdische Standesamt aufgelöst. Von da an waren alle jüdischen Eheschließungen verboten. Aber das Unmenschlichste war die Bestimmung, dass es jüdischen Frauen verboten war, Kinder zu bekommen. Eine Schwangerschaft bedeutete den Abtransport ins Konzentrationslager. Mehr als 30 Jahre später schrieb Viktor Frankl ein Buch mit dem Titel: „The Unheard Cry for Meaning", seinem ungeborenen Kind gewidmet.

Viktor Frankl hatte ein Ausreisevisum in die USA beantragt und musste lange darauf warten, bis es bewilligt wurde. Es hätte ihn dort eine glänzende akademische Zukunft erwartet. Als er das Visum dann endlich bekam, rang er tagelang um die richtige Entscheidung: nach Amerika auswandern und in Freiheit wissenschaftlich arbeiten, aber seine Eltern der Verfolgung und Deportation preisgeben - oder bleiben und seine Eltern durch seine Leitungsposition weiterhin schützen können? Den Ausschlag gab ein Stück Marmor, das eines Abends zu Hause auf dem Tisch lag. Sein Vater hatte es aufgehoben am Platz der in den Novemberpogromen 1938 verwüsteten Wiener Synagoge und mitgenommen. Er erkannte, dass es ein Stück der mosaischen Gesetzestafeln mit den Zehn Geboten war und die Schriftzeichen darauf vom vierten Gebot stammten. „Du sollst Vater und Mutter ehren …" Nun war für Viktor Frankl die Entscheidung gefallen. Er ließ das Visum verfallen und blieb in Wien.

Frank: Das erinnert mich an Janusz Korczak, einen polnischen, jüdischen Arzt und Pädagogen, der mit den ihm anvertrauten Kindern seines Waisenhauses zusammen blieb beim Abtransport in ein Vernichtungslager der Nazis, obwohl es für ihn den sicheren Tod bedeutete. Auch er hätte sich anders entscheiden können. Natürlich, ich bin ja auch gern Theologe, erinnert mich diese Tat ebenso an Jesus von Nazareth. Die Evangelien im Neuen Testament berichten, dass Jesus sehenden Auges in sein Schicksal am Kreuz gegangen ist und interpretieren dies als eine absolut liebevolle Tat für andere. Jesus starb, so übersetze ich die biblische Botschaft, für uns aus Liebe, um Gottes Treue zum Menschen mit seinem Tod zu bezeugen.

Johanna: Jede Lebenssituation ist eine Frage an uns Menschen. Wir sind zur Antwort aufgerufen. Wir entscheiden, welche Antwort wir geben. Sowohl Janusz Korczak als auch Viktor Frankl haben sich im KZ der Situation gestellt und in tiefster Erniedrigung und höchster Gefahr Menschlichkeit gezeigt und bezeugt.

Zurück in das Jahr 1942: Als die Situation sich immer mehr zuspitzte, musste Viktor Frankl mit der Deportation rechnen.

Nun schrieb er die Grundgedanken der Logotherapie und Existenzanalyse nieder unter der Überschrift „Ärztliche Seelsorge". Wenigstens dieses Werk sollte ihn überleben. Im September 1942 wurde Viktor Frankl mit seiner Frau und seiner gesamten Familie deportiert. Sie kamen zunächst in die Festung Theresienstadt. In diesem Lager konnte Frankl als Arzt arbeiten. Als Stationsleiter für den psychologischen Beratungsdienst war er besonders für Psychohygiene zuständig. Also stellte er eine Gruppe von Mitarbeitern zusammen, die die völlig verzweifelten, erschöpften und fassungslosen Neuankömmlinge im Lager empfingen und psychologisch betreuten. Nicht wenige konnten sie so vor dem Suizid bewahren.

Hier konnte Viktor Frankl seine psychiatrischen Erfahrungen aus Wien einbringen und Erkenntnisse der Logotherapie umsetzen. Voraussetzung dafür ist die „kopernikanische Wende im Denken", eine Grundlage der Logotherapie: Nicht der Mensch stellt Fragen an das Leben, sondern er ist der vom Leben Befragte. Das Leben stellt die Aufgaben, und er hat sie zu lösen. Jede Situation ist eine Anfrage des Lebens. Immer hält das Leben Aufgaben für mich bereit

Frank: Das nehme ich mal als Stichwort. In meiner ersten Ehe, aus der übrigens zwei wunderbare Kinder hervorgegangen sind, die ganz toll im Leben stehen, hatte ich erhebliche Probleme. Ich dachte damals: Das Leben verlangt von mir, diese Ehe irgendwie noch zu retten und zum Guten führen zu können – nicht zuletzt wegen der Kinder. Mir erschien die Beschäftigung mit dem „Neurolinguistischen Programmieren" als ein aussichtsreicher Weg dazu. Es versprach, die Art und Weise, wie wir kommunizieren, so zu verbessern, dass sich „Probleme in Projekte verwandeln" lassen. So kam ich als Vikar in Berchtesgaden zum NLP nicht, weil ich Wortungetüme mag. Aber das NLP bedeutet mir – trotz mancher berechtigter Kritik, weil es in den Bereichen Werbung und Management wenig menschenfreundlich funktionalisiert wurde – viel, weil es anknüpft an Frankls Weisheit, dass man sich von sich selber nicht alles gefallen lassen muss.

Jeder und jede kann mit sich selbst umgehen. Es gibt Wege zum gelingenden Selbstmanagement. Das hört sich trocken an, ist aber in der Tiefe voller Weisheit, Neugier und, wenn es gut läuft, voller Demut.

Die systemische Ökologie ist meines Erachtens unabdingbar, wenn NLP hilfreich, menschen- und gesellschaftsfreundlich angewandt werden soll. Oder, um mich sinngemäß an die mündlich überlieferten Worte von Thies Stahl, einem meiner NLP-Lehrer anzulehnen: Wenn die Systemökologie nicht beachtet wird, aktiviert sich automatisch das im NLP einprogrammierte Selbstzerstörungsprogramm als Schutzvorkehrung gegen jeden illegitimen Manipulationsversuch.

Ab 2005 arbeitete ich nach zwei weiteren Zwischenstationen in und um Schweinfurt als Leiter des Citykirchenprojekts im Augsburger Annahof, einem hoch kommunikativem Ort. Hier lernte ich dich, Johanna Fischer, und das von dir geleitete Frankl-Forum Augsburg kennen. Du sprachst mich an, ob wir mit anderen nicht die „Synchronisation in Birkenwald" von Viktor E. Frankl als eine mit Videoeinspielungen unterstützte Performance auf die Bühne bringen wollten. Dieses Theaterstück aus seinem Buch „… trotzdem Ja zum Leben sagen. Ein Psychologe erlebt das Konzentrationslager" galt als unspielbar. Es ist so schwere Kost. Eine Zumutung und Herausforderung! Es gelang – und brachte uns an die Grenzen unserer Kräfte. Erzähle doch bitte noch mal mit deinen Worten, wie das damals war, besonders mit dem jüdischen Musiker, Harry Lin, der uns dabei begleitet hat. Mir war das alles so neu, dass du bestimmt die genaueren Erinnerungen hast.

Johanna: Du, da kann ich mich wirklich gut erinnern. Fast so, als wäre es erst gestern gewesen. Ich rief also bei dir an und war hocherfreut, als du spontan zusagtest. Du warst – ohne Wenn und Aber – bereit, eine Rolle zu übernehmen und das ganze Stück mit zu gestalten, zu ändern, zu probieren, zu verwerfen und neu zu beginnen.

Unsere Proben dauerten stundenlang, bis tief in die Nacht hinein. Harry Lin war für die musikalische Seite zuständig, engagierte sich aber immer stärker bei den Videoeinspielungen und bei den Texten. Ihm war wichtig, die Leiden seines Volkes zu zeigen und das Unrecht klar zu benennen, das von den Nazis begangen wurde.

Viktor Frankl spricht in diesem Zusammenhang von persönlicher Verantwortung und von Versöhnung: „Es gibt keine Kollektivschuld, aber jeder Mensch trägt die Verantwortung für das, was er tut". Diese Aussage von Viktor Frankl machte Harry Lin traurig und wütend. Sie veranlasste ihn zu dem Ausspruch: „Es ist, als ob die Opfer noch einmal umgebracht würden." Als er nach der Aufführung bekannte, dass er im Gedenken an seinen toten Vater gesungen und sich so von ihm verabschiedet habe, konnten wir nur stumm und betroffen unser Mitgefühl zeigen. Zuerst konnten wir sein Verhalten und seine Art nicht so richtig verstehen. Im Nachhinein wurde es uns allen deutlich, dass hinter seinem Auftreten ein tiefer Sinn steckte.

Frank: Ja, ich muss auch sagen, dass die Zeit der Proben und der Aufführung von Viktor Frankls „unaufführbarem" Theaterstück mich bis in die Tiefe der Seele berührt hat. Auch dass Harry Lin dabei gewesen ist, so eigensinnig, am Anfang undurchschaubar und bis zuletzt total unkalkulierbar in seinem Zeitmanagement, war für mich voller Würde und zutiefst sinnvoll. Ich kann das gar nicht so genau in Worte fassen. Es war einfach gut trotz aller furchtbaren historischen und persönlichen Erfahrungen, die damit zur Sprache gebracht wurden. Ich dachte oft: Nur Viktor Frankl kann das und nur er darf das, weil er selbst durch die Hölle der Konzentrationslager gegangen ist.

Auch war der Annahof ein besonderer Ort. Er hatte Kraft. Ich empfand ihn als gesegnet.

Durch die besonderen seelsorgerlichen Herausforderungen im Annahof als „Kommunikator im Auftrag des Herrn" mitten in der teil-säkularisierten, postmodernen City von Augsburg kam ich dann, nach der Ausbildung zum Geistlichen Begleiter bei der Christusbruderschaft in Selbitz, zu einer Traumatherapie-Ausbildung bei der evangelischen Stiftung „wings-of-hope" am Labenbachhof in Ruhpolding bei Peter Klentzan und Lutz-Ulrich Besser von „zptn", dem Zentrum für Psychotraumatologie und Traumatherapie in Niedersachsen.

Und da gingen mir reihenweise die Kronleuchter auf. Ja! Die psychotraumatologische Perspektive war und ist mir nicht nur seelsorgerlich, sondern auch theologisch und logotherapeutisch enorm wichtig geworden. Und alles hat sich plötzlich gefügt. Der Zusammenhang der verschiedenen Ansätze, die ich zuvor kennen lernen durfte, war auf einmal mit Händen zu greifen. Sinn ist sowohl eine Schlüsselressource für Resilienz als auch enorm hilfreich bei der Verarbeitung von Traumata.

Johanna: Viktor Frankl hat erkannt, dass der Mensch primär sinnvoll leben will, dass er sogar noch einer ausweglosen Situation Sinn abtrotzen kann und in tiefstem Leid Sinn erfüllen kann. Dieser unbedingte Sinnglaube befähigt ihn, auch schwerste Krisen zu überwinden und zu innerem Wachstum und menschlicher Reife zu gelangen. So kann der Mensch Leid in eine Leistung verwandeln.

Viktor Frankl schreibt nicht über „Trauma" und „Resilienz", wohl aber über den Umgang mit Leiden, über Wege aus der Krise und Mut zum Leben. Ich bitte dich, die Begriffe „Trauma" und „Resilienz" kurz zu erläutern.

Frank: Klar. Ich beginne mal bei der Resilienz. Eigentlich kommt dieses Wort aus der Werkstoffwissenschaft und bezeichnet die Fähigkeit eines Materials, nach einem verformenden Impuls von außen, wieder in seine ursprüngliche Form selbstständig zurückkehren zu können. Eine Stahlfeder oder ein Gummiball sind Beispiele für resiliente Stoffe, Materialien bzw. Werkstücke.

In einem weiteren Sinn gibt es auch resiliente Systeme. Eine Schaukel, die angestoßen wird, Schilf, das sich im Wind bewegt, und Stehaufmännchen sind Beispiele für systemische Resilienz. Werden sie von außen aus dem Gleichgewicht gebracht, schwingen sie so lange, ohne sich zu schädigen, bis sie wieder von alleine in ihre stabile Position oder Ausgangslage kommen. Die Resilienzforschung begegnete mir das erste Mal im Augsburger Annahof. Psychologen und Kinderpsychologen trafen sich dort zu einem Symposion und fragten sich: Welche Faktoren helfen Kindern in schwierigen Herkunftsfamilien oder Umgebungen, „resilient" zu sein, in den widrigen Umständen nicht unterzugehen, sondern vom Leben zu lernen, stärker, klüger, flexibler zu werden und dabei an Leib und Seele gesund zu bleiben?

Schon allein diese Ausgangsfrage bringt dich in Kontakt mit so vielen interessanten und hilfreichen Beobachtungen. „Resilienz" war für mich fortan ein Schlüsselwort für mich selbst und meine Arbeit als Seelsorger. Ich kann mit ihm auch theologisch sehr viel anfangen.

Der Begriff „Trauma" wird mittlerweile sehr häufig gebraucht – ähnlich wie bei dem Wort „Depression". Plötzlich ist alles irgendwie ein Trauma. Mir ist es wichtig, hier genau zu sein. Wenn wir im Alltag das Wort „Trauma" oder „traumatisieren" gebrauchen, meinen wir im Grunde so etwas wie „Krise". Eine Krise birgt ja, zumindest logotherapeutisch gesehen, immer eine Chance in sich. Stimmt's?

Ein Trauma ist mehr als eine Krise. In einer Krise kann man immer noch entscheiden und lernen. Das Trauma hingegen ist durch eine besondere Struktur charakterisiert, die gerade die Handlungsmöglichkeiten nimmt. Ein Trauma ist sozusagen eine extreme Ohnmachtserfahrung, die im Grunde eine Krise erst werden will, um wieder Handlungsspielräume zu eröffnen. Die Reihenfolge im Bewältigungsprozess heißt also „Trauma - Krise - Lernen - Entwicklung".

Johanna: In der Krise gibt mir das Leben die Chance, etwas Neues zu beginnen. Die Krise ist der Wendepunkt in aussichtsloser Situation. So wie bisher geht es nicht weiter. Ich muss stehen bleiben und muss genau hinsehen, und noch genauer muss ich hinhören auf das, was das Leben mir jetzt sagen will. Ich bin zur Be-sinn-ung aufgefordert. Nur so kann ich verborgene Sinnmöglichkeiten aufspüren und den neuen Weg gehen.

Frank: Im Sinne der Psychotraumatologie ist festzuhalten: Wenn ein Trauma vorliegt, kommt es darauf an, das Trauma zu erkennen und so zu „integrieren", dass aus der Traumatisierung eine Krise wird, mit der bewusst umgegangen werden kann. Wenn dies gelingt (und das ist durchaus möglich in einer Traumatherapie), können daraus Wut und dann auch Mut zur Veränderung oder Trauer zur Integration wachsen. Umso wichtiger ist es mir, darauf hinzuweisen, dass das Trauma eine ganz bestimmte Struktur hat. Michaela Huber, deren Bücher ich sehr schätze, nennt es die „traumatische Zange".

Alles beginnt mit einem objektiv oder subjektiv bedrohlichen Ereignis. Wirksam wird die subjektive Wahrnehmung.

Dieses bedrohliche Ereignis kann darin bestehen, dass ein nicht erträglicher Schmerz empfunden wird oder das Leben selbst, die Ehre, die personale Identität oder das grundlegende Bedürfnis nach „Anschluss", also alle Formen von Gemeinschaft, bedroht werden. Auch Ekel- oder Schuldgefühle können traumatisieren. Im Grunde alle Situationen, in denen wir uns erstens total alleine fühlen, zweitens nicht fliehen können, drittens nicht kämpfen können wegen der Macht des Gegners oder der Wucht der Ereignisse. Nichts und niemand ist da, der hilft oder der uns tröstet. Keine Beziehung ermöglicht uns „Anschluss" an Sichtbares oder Unsichtbares. So können wir durch Gewalt und Bedrohung traumatisiert werden.

In solchen Situationen läuft automatisch und absolut reflexartig eine körperliche und seelische Reaktion ab: Zuerst werden alle

„Bindungssysteme" hoch aktiv. Wir wollen unbedingt bei jemandem sein – und schreien oft genug nach Mama oder Papa. Oder wir fühlen uns extrem verbunden mit Kampfgefährten. Im Grunde kann man zu jedem und allem eine tiefe Bindung aufbauen in traumatisierenden Situationen. Selbst zum Täter wird eine emotionale Bindung aufgebaut. Dies zeigen zum Beispiel das sogenannte Stockholm-Syndrom bei der damaligen Geiselnahme durch RAF-Terroristen in der dortigen Botschaft oder viele Erfahrungen mit Frauen, die in Frauenhäuser flüchten, bald aber wieder in häusliche Gewaltsituationen zurückkehren wollen.

Zugleich werden alle Kräfte mobilisiert, die einen Kampf oder eine Flucht erfolgreicher werden lassen: Energie, Schmerzlosigkeit, schnelle und entschlossene Reaktionen, manchmal auch Euphorie oder andere emotional „kickende" Zustände. Der Cocktail aus körpereigenen Energiesubstanzen und Drogen, die schlagartig ausgeschüttet werden, macht es in Kombination mit einem neuronalen Gewitter im Gehirn möglich, dass wir hier sprichwörtlich übermenschliche Kräfte und Fähigkeiten entwickeln. Wenn wir dies aber nicht durch Kampf und Flucht abarbeiten können, müssen wir sozusagen schnell sofort und extrem abbremsen. Dieses Energieniveau kann rein körperlich nicht ausgehalten werden. Herzinfarkt oder Schlaganfall wäre die Folge. Wir würden nicht überleben können. Es tritt der sogenannte Totstellreflex ein. Er schützt uns körperlich und besänftigt den Angreifer. Er funktioniert bei allen Säugetieren, inklusive Mensch. Der „Totstellreflex" ist die Handlungsalternative in der „traumatischen Zange", um überleben zu können.

Der „Totstellreflex" erhöht erstens signifikant die Chance, etwas Gefährliches und Aggressives zu überleben. Zweitens ermöglicht er die „gnädige" Abspaltung schrecklicher Empfindungen und das ebenso „gnädige" Vergessen. „Dissoziation" und „Amnesie" sind die Fachwörter dafür. Wie gesagt: Dies funktioniert bei Mensch und Tier gleichermaßen.

Die Psychotraumatologie betont hier den Automatismus der

Reaktion bewusst und nachdrücklich. Viktor Frankl hebt hingegen immer wieder hervor, dass bei schrecklichen Ereignissen der Mensch immer noch Entscheidungen treffen kann und Handlungsmöglichkeiten hat, seien sie noch so klein. Einstellungsmöglichkeiten hat er stets. Also, so vermute ich stark, hätte Frankl da gewiss Widerspruch angemeldet, wenn er die moderne Psychotraumatologie gekannt hätte.

Bitte gestatte mir einen kurzen Exkurs in die Geschichte der Psychotraumatologie, so wie sie sich mir persönlich und als einem Theologen darstellt. Mit dem Wissen um die Psychotraumatologie gewann ich nämlich einen ganz neuen Blick auf die biblische Geschichte, die ja ein Teil der antiken Weltgeschichte ist. In der Bibel ist von sehr vielen Gewalterfahrungen zu lesen. Das ist problematisch – spontan und nicht nur für mich. Wir bringen Gott und Glaube ja eher mit Liebe, Frieden und Gerechtigkeit zusammen als mit Gewalt. Aus diesem Grund des Unwohlseins las ich häufig einfach darüber hinweg, wenn in der Bibel Gewalt thematisiert wurde. Es war mir spontan unangenehm. Ich reagierte mit reflexhafter Abwehr. Ein automatischer, typisch theologischer Reflex setzte ein, indem ich das sogenannte Alte Testament im Vergleich zum sogenannten Neuen Testament als nachrangig, vorbereitend oder weniger relevant betrachtete. Das Eigentliche, so meinte ich wenig reflektiert und spontan, ist durch Jesus Christus gesagt. Und da herrschen Friede und Barmherzigkeit statt Gewalt.

Natürlich, wenn ich bewusst darüber nachdenke, muss ich mich selbst korrigieren. Das Alte und das Neue Testament sind nach christlichem Bekenntnis das eine(!) Wort Gottes. Zugleich ist der Gott des Alten Testaments der Vater Jesu Christi und im Sinne der Dreieinigkeitslehre ganz und gar eins mit ihm. Es geht also gar nicht, dies auseinanderdividieren zu wollen.

Doch trotz alledem: Die Geschichte Gottes mit den Menschen ereignet sich inmitten von Gewaltgeschichten. Wir lesen es in der Bibel, und wir lernen es durch die Geschichtswissenschaften:

Das Menschheitsgeschehen ist durch Gewaltanwendung geprägt.

In der Antike wurde, vielleicht noch mehr als in der Gegenwart, extreme Gewalt als Machtmittel inszeniert. Furchtbares wurde öffentlich sichtbar gemacht. Zum Beispiel spießte man die Gefangenen auf und stellte sie, pfählte sie, an den Hauptstraßen entlang. Damit es auch jede/r sehen konnte! Durch den Anblick von grauenvoll zu Tode gebrachten Menschen werden Zuschauende, Zeugen automatisch traumatisiert. Sie verarbeiten die grausame Gewalt durch die dem Menschen innewohnende Empathiefähigkeit, so als würde es ihnen selbst angetan werden. Hier spielen die sogenannten Spiegelneuronen im Gehirn eine zentrale Rolle. Die „traumatische Zange" entfaltet ihre Kraft und bewirkt den „Totstellreflex" mit Dissoziation und Amnesie. Und dissoziierte Menschen, in deren Bewusstsein Dinge abgespalten und voneinander getrennt werden, lassen sich besser beherrschen. Denn für intelligenten, subversiven Ungehorsam braucht es kreativ denkende und handelnde Menschen. Dazu benötigt man eine gute Vernetzung aller Sinneskanäle, Bewusstseinsbereiche und Erfahrungen – genau das Gegenteil von Dissoziation und Amnesie. Menschen werden kalt, stumm, und stumpf. Sie gehorchen auch willig, weil durch den Totstellreflex zugleich die oben erwähnte „Identifikation mit dem Aggressor" eintritt.

Und genau diese Inszenierung von Gewalt durch Grausamkeit, Folter und öffentlich demonstrierter Hinrichtung ist auch im Zentrum des Neuen Testaments zu finden: Jesus wird hingerichtet, am Kreuz zu Tode gefoltert, damit das römische Reich und die mit den Römern koalierenden politischen und religiösen Eliten Jerusalems nicht von Unruhestiftern in Frage gestellt werden. Es war ja durchaus eine bewegte Zeit mit etlichen Aufstandsbewegungen unter dem Vorzeichen und mit der Sehnsucht, das „Reich Gottes", in dem sich wieder nationale und religiöse Identität mit Gerechtigkeit vereint, verwirklichen zu wollen. Die Mittel, die dafür eingesetzt wurden, waren mitunter sehr gewalttätig. Es war eine Besonderheit des Jesus von Nazareth, dass er einen gewaltlosen Weg predigte.

Die Botschaft der Auferstehung heißt nun unter diesem Blickwinkel: Eine Traumatisierung trat nicht ein bzw. wurde überwunden. Die gewaltfreie „Sache Jesu" geht weiter trotz der extremen Gewalterfahrung. Liebe, Barmherzigkeit, die Treue Gottes, Frieden und Gerechtigkeit überleben und wirken kreativ weiter.

Von diesem Trauma-Überwindungspotential her gesehen liest sich die Bibel in Altem und Neuem Testament auch in ihren Gewaltaspekten als emanzipatorisches, menschliches Abenteuerbuch, das immer und immer wieder neu die bessere und humanere Lebensperspektive sucht und dabei auf einem Weg und noch nicht an einem Ziel ist.

Die gezielte Anwendung von Traumatisierungen begann also schon in der Antike, setzte sich fort in den Praktiken der Inquisition und ist auch Teil der Militär- und Machtpolitik der Neuzeit bis in die Gegenwart. Sie ist eine Konstante des Kampfes um Vorherrschaft und Macht in allen Epochen. Nicht nur die deutsche Wehrmacht im Gefolge der SA und der SS im Nazi-Regime beherrschte dieses Geschäft. In der Gegenwart, in der diese Zeilen geschrieben werden, wird sie besonders augenfällig vom sogenannten „Islamischen Staat" global und medial inszeniert.

Es funktioniert.

Seit der Aufklärung begann man zudem, den Menschen genauer zu beobachten. Der empirische Blickwinkel wurde geboren.

So begann das Nachdenken über Traumatisierungen im engeren Sinn im 18. Jahrhundert. Man beobachtete und befragte Menschen, die im Krieg Schlimmes erlebt hatten, ließ sich von Menschen im Gefängnis von ihren passiven oder aktiven Gewalterfahrungen berichten oder untersuchte Opfer von Eisenbahnunglücken. Man nahm wahr, dass diese Menschen irgendwie anders sind. Aber man konnte sich keinen rechten Reim darauf machen. Erklärungsversuche wurden unterneommen.

So meinte man, dass das veränderte Verhalten etwas mit unmännlicher Charakterschwäche zu tun haben könnte, mit gestauchtem Rückenmark oder mit ethischer Verkommenheit.

Für unsere Ohren hört sich dies abstrus bis abwertend an. Das war es auch oft. Man nahm die Opfer in ihren Selbstaussagen nicht wirklich wahr und ernst. Oft schienen ihre Geschichten auch abgründig zu sein, so dass man nicht glauben konnte, dass viele Gewalttäter im Gefängnis als Kind selbst misshandelt und missbraucht worden waren. So folgerte man lieber, dass es sich um Lügen handeln musste. Verkommene Individuen, so dachte man, erzählen sie, um sich hervortun zu können.

Es erschien außerhalb der Vorstellungswelt, dass die veränderten Verhaltensweisen einen realen Grund im Erleben von Gewalt und gleichzeitiger Ohnmacht haben könnten. Bis ins 19. Jahrhundert hinein verstellte eine militarisierte und patriarchalische Gesellschaft sich selbst den Blick auf real existierende und traumatisierende Gewalt. Erst Sigmund Freud erkannte in der Therapie hysterischer Frauen, dass den Neurosen reale, in seinem Fall sexualisierte Gewalterfahrungen zugrunde liegen. Er veröffentlichte seine Ergebnisse, bekam Widerspruch … und zog seine Erkenntnis auch wieder zurück. Er diagnostizierte seither die Neurosen als unerfüllte sexuelle Bedürfnisse. Die dissoziierte Erinnerung an einen tatsächlich stattgefunden Inzest, unter dem das Opfer litt, wurde sodann als Inzestwunsch, der nicht erfüllt werden durfte, gedeutet. So reihte auch Freud sich ein in die Tradition derer, die die Opfer von Traumata reviktimisieren, sie erneut zum Opfer machen, indem sie den Opfern selbst die Schuld an der Traumafolgereaktion zugeweisen.

Ganz besonders schlimm traf es die traumatisierten Soldaten aus dem ersten Weltkrieg. Sie kamen als „Kriegszitterer" aus den Schützengräben von Verdun oder anderswoher. Man ließ ihnen „Therapien" angedeihen, die wiederum äußerst schmerzhaft und traumatisierend waren. Manche hatten zwar den Krieg überlebt, starben aber dann an den unmenschlichen Versuchen der

Heilung. Sie galten als schwache und morbide Persönlichkeiten. Das „Stahlgewitter" des Krieges brachte angeblich ihren eigentlichen Schwächlingscharakter hervor. Reviktimisierung pur!

Nach dem zweiten Weltkrieg war man so beschäftigt mit der eigenen Beschämung durch die Gräuel des Nazi-Regimes oder war so „vaterlos", dass an Aufarbeitung zuerst gar nicht zu denken war. Es waren schlichtweg keine Ressourcen vorhanden. Verdrängung und Wiederaufbau waren angesagt.

Einen Umschwung gab es erst in den 60er-Jahren des vergangenen Jahrhunderts während des Vietnamkriegs. Viele junge, weiße, gebildete Männer aus der Mittelschicht gingen gesund in den Krieg und kamen psychisch krank nach Hause zurück. Sie erlitten unsägliche Gewalt und verübten sie auch. Eine nicht vorstellbare Verrohung im Kriegshandeln fand statt – verübt durch die netten Jungs von nebenan. Die weiße Mittelschicht in den USA kam nicht umhin, diesen Befund wahrzunehmen. Die üblichen Verdrängungen funktionierten nicht mehr, zumindest nicht mehr auf der ganzen Linie. Die nonkonformistische Hippie-, Woodstock-, New-Age- und 68er-Generation ebnete dann den gesamtgesellschaftlichen Weg heraus aus der martialischen und patriarchalen Fixierung in Fragen von Gewalt- und Traumaverarbeitung. Einem humanen Umgang mit Traumatisierungen wurde erstmals in der gewaltschwangeren Menschheitsgeschichte die Tür geöffnet. Das Musical „Hair" kommentiert diesen Umschwung in der Pop-Kultur.

Ein weiterer wichtiger Schritt war dann noch der Balkankrieg mitten in Europa. Hier fand zum Beispiel die Belagerung von Sarajevo statt unter der Beobachtung der Weltöffentlichkeit. Dieses tragische Geschehen war dann unter anderem ausschlaggebend für die traumatherapeutisch arbeitende Stiftung der Evangelisch-Lutherischen Kirche in Bayern „wings of hope".

Im zivilen Bereich ist das Unglück von Eschede am 3. Juni 1998 zu nennen. Der ICE „Gustav Röntgen" entgleiste. Es gab viele schwer Verletzte und 101 Tote. Zugleich war eine Vielzahl von Hilfskräften vor Ort. Die Deutsche Bahn übernahm die Verantwortung für den Unfall. Eine umfassende und gründliche Dokumentation über das Unglück und das weitere Ergehen der Überlebenden sowie der Helfenden wurde erstellt. Seither hat die Psychotraumatologie ihren festen Platz und auch ihre Identität in Psychologie und Psychotherapie gefunden. Man könnte geradezu sagen: Sie boomt. Das Wort „Trauma" hat Eingang gefunden in die Alltagssprache, so dass hin und wieder darauf geachtet werden muss, dass die Bedeutung des Begriffs nicht ausfranst, sondern präzise, klar, aufklärend und hilfreich bleibt.

Ich schlage nun wieder die Brücke zur Logotherapie und stelle fest, dass Viktor Frankl mit seiner Logotherapie wahrscheinlich „zu früh" dran war. Seine traumatherapeutisch sehr aufschlussreichen Ansätze und Lebenserfahrungen, die er selbst durchlitten und auch gemeistert hat, fanden noch keinen Rahmen, in den sie eingeordnet werden konnten. Er war ein Traumatherapeut vor der Traumatherapie. Viktor E. Frankl als Begründer der „dritten Wiener Schule der Psychotherapie" argumentierte gegen die Größen Sigmund Freud, Alfred Adler und Carl Gustav Jung und entwickelte so die Logotherapie. Es ging in den Auseinandersetzungen und Abgrenzungen um das Verhältnis von Unterbewusstsein zur geistigen Dimension des Menschen. Da hatte die psychotraumatologische Fragestellung im eigentlichen Sinn noch nicht ihren Platz. Die Psychotraumatologie brauchte auch noch Zeit, um zu sich selbst zu finden.

Zugleich drängt es sich geradezu auf, im logotherapeutischen Bezug zum „Sinn" die psychotraumatologisch nutzbare Ressource schlechthin zu sehen.

Außerdem denke ich auch, dass beide Perspektiven durchaus zusammen kommen müssen: Frankl betont die Handlungsfähigkeit auch im Angesicht schrecklichster Erfahrungen und wird nicht müde, sie immer und immer wieder als existentiellen, ja geradezu existentialistischen Akt einzufordern. Die „Trotzmacht des Geistes" ist sein immer wieder trotzig verbalisiertes Credo. Die Psychotraumatologie hingegen erklärt die reflexartigen Reaktionen in der „traumatischen Zange", die gerade die Handlungsfreiheit nimmt, und zeigt Wege auf, „Selbstwirksamkeit" wieder zu gewinnen. Es ist schier mit Händen zu greifen, wie beide Ansätze innerlich aufeinander bezogen sind. Denn im Horizont von „Entscheidung", „Existenzanalyse" und „Sinn" können traumatische Erfahrungen innerlich anders verarbeitet werden. „Sinn" wird so zu einer starken Ressource bei der Verarbeitung existentiell bedrohlicher Situationen. Extremer Stress kann durch die Entdeckung des „guten Grundes" „sinnvoll" eingeordnet, sodann „narrativ" verarbeitet und das Reiz-Reaktions-Schema relativiert werden.

„Verarbeite ich den Stress oder bearbeitet der Stress mich?" So oder so ähnlich könnte Viktor E. Frankl die psychotraumatologische Herausforderung zugespitzt formulieren.

Die Traumatherapie würde dann u. U. darauf antworten: Die „Trigger", die energiegeladenen Auslöser, die bei geringem Anlass unangemessen extreme Reaktionen freisetzen, dürfen nicht aktiviert werden. Dies ist die Bedingung, damit der traumatisierte Mensch wieder Selbstwirksamkeit erlangen kann. Die Nicht-Aktivierung der „Trigger" setzt eine sichere Situation, einen ressourcenvollen und „sicheren Ort" voraus. Ein sicherer Ort kann das rationale Verständnis für den Mechanismus der Traumafolgereaktion sein. Der Intellekt ist neben dem „Anschluss" bzw. „Bindung und „Sicherheit" eine ungemein wichtige Ressource. Er vermittelt die Einsicht in das „Konzept des guten Grundes". Es besagt, dass alle Reaktionen konsistent und schlüssig sind, dass eine Traumafolgereaktion ein angemessenes und hilfreiches Verhalten ist – nur oft zur falschen Zeit am falschen Ort bei den falschen Menschen.

Insofern halte ich die Traumapädagogik, also die bildungsorientierte Information und das Lernen psychotraumatologischer Inhalte, für ausgesprochen wichtig. Häufig ist es schon mehr als die halbe Traumatherapie, weil sie Menschen aus der Ohnmacht holt, sie orientiert und Resilienzkräfte freisetzt. Darum macht es mir in einem tiefen Sinn auch richtig Spaß, erfüllt mich mit Freude, Zufriedenheit und einem Gefühl von Sinn, traumapädagogische Vorträge und Seminare zu halten. Ich finde das richtig, richtig sinnvoll und gut für den Rest der Menschheit. Die Traumapädagogik ist vielseitig einsetzbar, sowohl in der Krisenprävention als auch in der Krisenintervention. Sie appelliert an die Neugier, den Intellekt und an die Selbstheilungskräfte, die, so würde ich es religiös formulieren, Gott uns geschenkt und für das Abenteuer des Lebens mitgegeben hat.

Bei Viktor Frankl entdecke ich vieles wieder, wofür mir die Psychotraumatologie die Augen geöffnet hat. Er hat in seiner Logotherapie schon viel vorweggenommen, was hernach in der Traumatherapie zum Tragen kommt. Ich wundere mich, ehrlich gesagt, dass dies in der Literatur noch nicht diskutiert worden ist. Ich kenne bisher auch noch niemanden aus der traumatherapeutischen Szene, der sich explizit auf Viktor Frankl und sein Werk bezieht. Irgendwie seltsam. Dabei war und ist Viktor Frankl mit seinen Werken weltweit ein Bestseller.

Johanna, ich finde es klasse, dass wir uns vor Jahren im Augsburger Annahof kennen gelernt haben und du mir den logotherapeutischen Ansatz von Frankl noch einmal viel klarer vorgestellt hast, als ich es in meiner Schülerzeit selbst entdeckt hatte.

Viktor E. Frankl benützte den Begriff „Traumatherapie" nicht. Aber er hat in seinem logotherapeutischen Konzept unverkennbar wesentliche Elemente der modernen Traumatherapie vorweg genommen. Der Aufenthalt im KZ war für ihn das „experimentum crucis". Er musste leben, was er lehrte. Er steht darum mit seinem ganzen Denken, Wirken und Leben dafür ein, dass in der Logotherapie samt ihren traumatherapeutischen Implikationen Sinnvolles, Hilfreiches und Heilendes zu finden ist.

Ich finde, genau dies sollte auch in einer wertschätzenden Form gesagt bzw. geschrieben werden. Darum wählen wir ja auch die Papierform, das Buch, als Kommunikationsmedium. Auf diese Weise kommen Form, Material, Inhalt und Wertschätzung zueinander. Meines Erachtens gelingt dies hier besser als in der rein digitalen Kommunikation. Ich wünsche dabei auch allen gute Ressourcen, Kräfte und Einsichten, wenn sie unser Gespräch in Buchform lesen. Ich denke, da sind wir uns ziemlich einig.

Ich finde auch, da steckt Leben drin – trotz allem Schweren bei dem Thema.

Johanna: „…trotzdem Ja zum Leben sagen", so heißt Viktor Frankls bekanntestes Buch, das er 1945 kurz nach Kriegsende schrieb. Ihm ging es nicht darum, Unmenschlichkeit und Grauen im KZ zu beschreiben, sondern zu berichten, wie Menschen überleben konnten und was sie am Leben gehalten hat: die feste Überzeugung, dass das Leben immer eine Aufgabe für sie bereit hält, dass sie für etwas gut sind, dass jemand oder etwas auf sie wartet.

Lebensfördernd und lebensrettend ist die tiefe Grundüberzeugung, dass das Leben Sinn hat, in jeder Situation. Als Viktor Frankl aus Theresienstadt abtransportiert wurde, wusste er nicht, wo er ankommen würde. Auf der Rampe von Auschwitz wurde ihm alles genommen, auch sein Mantel, in dessen Saum die Konzeptnotizen für sein Grundlagenwerk „Ärztliche Seelsorge" eingenäht waren. Nun war sein Lebenswerk, sein wichtigstes Buchmanuskript, sein therapeutisches Vermächtnis verloren. Welchen Sinn hatte sein Leben jetzt noch? Als er in die Tasche der zerlumpten Häftlingskleidung fasste, die er anziehen musste, zog er ein Blatt Papier heraus und las die Worte des wichtigsten jüdischen Gebets „Liebe deinen Gott mit ganzem Herzen und ganzer Seele, mit deiner ganzen Kraft". Für Viktor Frankl war das Trost und Weisung zum Durchhalten und Weiterleben.

Sein fester Wille war es, sein Buch herauszugeben.

Dieser Entschluss half ihm, durchzuhalten und rettete ihm später im Lager für Fleckfieberkranke in Türkheim das Leben. Er hatte sich freiwillig als Arzt ins Fleckfieberlager gemeldet und erkrankte selber an Fleckfieber. Um sich wachzuhalten und ja nicht ins Koma zu fallen, was tödlich gewesen wäre, rekonstruierte er das Manuskript seines Buches. Nachts schrieb er mit einem winzigen Bleistiftstummel auf Papierfetzen aus dem Gedächtnis stenographische Notizen für die zweite Fassung seines Buches „Ärztliche Seelsorge", das 1946 erschien. Das hielt ihn wach und half ihm, die Erkrankung zu überstehen. Der Bleistiftstummel war übrigens das Geschenk eines Mithäftlings zu seinem 40. Geburtstag, am 26. März 1945.

Frank: Mich überkommt jedes Mal eine innere Gänsehaut, wenn ich daran denken muss, dass Viktor E. Frankl alles durchlebt und durchlitten hat, was er gedacht und in seiner Form der Psychotherapie angewandt hat. Er belegt sein Werk mit seinem Leben. Mir fehlen da fast die Worte. Es macht mich sehr demütig. Zugleich muss ich einfach sagen: Ich bin so froh und dankbar, dass wir in Frieden und in einem Rechtsstaat leben. Dieses Geschenk, diese Gabe, sollte uns auch in allen Lebensbereichen Aufgabe sein. Psychotherapie kommt erst zu ihrem Eigentlichen, wenn sie auch politisch und sozialethisch ist. Das, was den Menschen beschädigt, ist nie nur eine individuelle Angelegenheit.

In unserem nächsten Gesprächsgang würde ich gern noch einmal genauer darauf schauen, was Viktor Frankl biografisch geprägt hat. Bitte hilf mir, mit deinem Wissen Viktor Frankls Werden besser zu verstehen. Viktor E. Frankl wuchs, soviel ich weiß, in Wien auf.

Prägungen

von Viktor Frankl

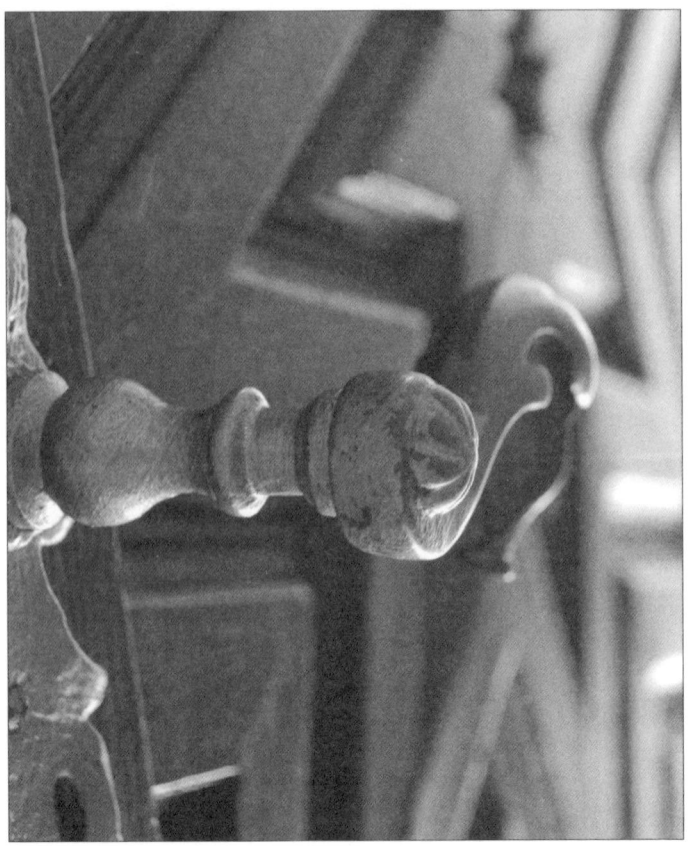

Annahof, geprägte Struktur, Tür zum Hollbau.

Johanna: Dort kam er am 26. März 1905 auf die Welt, in einer winzigen Wohnung in der Leopoldstadt, wo hauptsächlich Juden lebten. Sein älterer Bruder war gerade zweieinhalb Jahre alt. Vier Jahre später wurde seine Schwester geboren. Nun ging Viktor zum Spielen häufig in den nahe gelegenen Prater, da es in der Wohnung sehr eng wurde.

Du würdest bestimmt sagen: „Mit den Worten der gegenwärtigen Ressourcenorientierung könnte man es so ausdrücken: Viktor E. Frankl hat in schwierigen Lebensumständen eine erstaunliche Resilienz schon seit frühester Kindheit entwickelt."

Bei Ausbruch des 1. Weltkrieges war Viktor Frankl 9 Jahre alt war. Im und nach dem Krieg lernte er Armut, Entbehrung und Hunger kennen. Viktor Frankl berichtet, dass er sich im Krieg mitten in der Nacht in der Markthalle um Kartoffeln anstellte, bis ihn morgens seine Mutter ablöste, damit er in die Schule gehen konnte.

Die Not war so groß, dass er bei Bauern um Brot bettelte oder Mais von den Feldern stahl, um überhaupt etwas Essbares nach Hause zu bringen.

Viktor Frankl war ein sehr neugieriger Junge, der den Dingen auf den Grund gehen wollte. Er bezeichnet sich selber als einen „Zu-Ende-Denker". Mit Schulfreunden diskutierte er am liebsten über Philosophie und Psychologie. Er war ein begabter Schüler, jedoch genügte ihm das Schulwissen bald nicht mehr. Deshalb belegte er in der Volkshochschule Kurse für Erwachsene zum Thema „Angewandte Psychologie". Seine Referate und Schulaufsätze wurden immer mehr zu Abhandlungen über die Psychoanalyse.

Schon als Schüler legte er eine erstaunliche Reife an den Tag. Heute würde man ihn als „frühreif" bezeichnen oder als geistigen Überflieger. Als Fünfzehnjähriger führte er schon eine Korrespondenz mit Sigmund Freud, der ihm jedes Mal innerhalb von drei Tagen antwortete. Der junge Frankl war fasziniert von der Psychoanalyse. Als er siebzehn war, sandte er Sigmund Freud einen Schulaufsatz zu, den dieser an die Internationale Zeitschrift für Psychoanalyse sandte, wo er veröffentlicht wurde.

Frank: Aber Viktor E. Frankl war wohl auch ein sehr selbstständiger Geist. Meines Wissens distanzierte er sich doch ziemlich bald vom tiefenpsychologischen Ansatz nach Sigmund Freud. Von dir habe ich gehört, dass Frankl der Tiefenpsychologie eine „Höhenpsychologie" entgegensetzt …

Johanna: Viktor Frankl hatte sich gründlich mit der Psychoanalyse Sigmund Freuds beschäftigt, die den Menschen als primär lustorientiert sieht. Er merkte aber immer mehr, dass so die eigentlich menschliche Dimension außer Acht gelassen wird. Nun wandte er sich Alfred Adler zu, dem Begründer der Individualpsychologie. Für ihn ist die Grundmotivation im Leben das Streben nach Macht und Bedeutung in der Gesellschaft. Dadurch können „Organminderwertigkeiten" kompensiert werden. Alfred Adler gesteht dem Menschen einen eigenen Willen und Entscheidungsmöglichkeiten zu. Für Viktor Frankl erfasste auch diese Sichtweise des Menschen nur Teilbereiche des Menschseins. Er hatte erkannt, dass die geistige Dimension dem Menschen eigen ist, und dass es seine primäre und innerste Motivation ist, sinnvoll zu leben.

Von der Tiefen- zur Höhenpsychologie: die Tiefenpsychologie hat versucht, die wahre Natur des Menschen aufzudecken und auch die kleinste seelische Regung zu erfassen und zu deuten. Viktor Frankl hat erkannt, dass Menschsein immer über die psychologische Dimension hinausreicht in die geistige Dimension hinein. In der Logotherapie und Existenzanalyse hat er die Tiefenpsychologie weitergedacht, ergänzt und überarbeitet.

Viktor Frankl wollte keine neue „Schule der Psychologie" begründen, sondern zur Rehumanisierung der gesamten Psychologie beitragen.

Frank: Das ambivalente Verhältnis von Frankl zu Freud finde ich auch bedeutsam für die Psychotraumatologie bzw. Traumatherapie. Darin spielt Sigmund Freud ja gleichfalls eine Schlüsselrolle.

Auf der einen Seite verdankt die Traumatherapie Freud viel. Er öffnete den Blick auf innere, seelische Prozesse, die Kraft haben und lebensprägend sind. Das Unterbewusste bestimmt uns. Wir sind nicht automatisch „Herr im eigenen Haus".

Auf der anderen Seite musste sich die moderne Psychotraumatologie auch sehr grundsätzlich von Sigmund Freud abgrenzen, um entscheidend vorankommen zu können. Sie kritisiert zum Beispiel den Umstand, dass der tiefenpsychologische Ansatz in der Diagnose von Störungen in die Irre führt. Er verleitet dazu, posttraumatische Belastungsstörungen, die aus realen Gewaltereignissen entstanden sind, nicht als solche zu entdecken. Der psychoanalytische Ansatz bei Freud legt viel zu oft nahe, Neurosen zu diagnostizieren, die aus einem innerpsychischen Konflikt entstanden sein sollen. Genau daran hat die Gesellschaft zu Zeiten Freuds genauso wie heutzutage ein Interesse: Reale Gewalterfahrungen sollen nicht offensichtlich werden. Und die, die darunter leiden, werden nicht ernst genommen. Sie sollen sozusagen selbst daran schuld sein, weil sie in ihrer Seele Konflikte austragen, die nichts mit der Außenwelt zu tun haben. So werden Opfer „revictimisiert". Diese Verwechslung von äußerer Ursache und innerer Wirkung ist ja schon Sigmund Freud selbst unterlaufen. Wir sprachen schon darüber. Er traute sich nicht, in der damaligen patriarchalen und militaristischen Welt darauf hinzuweisen, dass seelisches, inneres Leid durch konkrete, benennbare, äußere Gewalt entsteht.

Ich finde es interessant, wie sehr psychotherapeutische Ansätze auch ein Spiegel der sie umgebenden Gesellschaft sind.

Natürlich weiß man hinterher immer alles besser. Es braucht auch eine gewisse Demut, einzugestehen, dass wir Zwerge sind auf den Schultern von Riesen. Nichtsdestotrotz können wir gerade darum weiter blicken. Die Traumatherapie, so können wir festhalten, teilt die Kritik Frankls an Freud und nennt diese neue Perspektive „Ressourcenorientierung statt Katharsismodell".

Johanna: Viktor Frankl hat einen Paradigmenwechsel in der Psychotherapie herbeigeführt. Du hast es ja schon angedeutet. Im Gegensatz zur Tiefenpsychologie hat er eine Höhenpsychologie vorgestellt. Er will die starken, geistigen, kulturell wertvollen Seiten des Menschen stark machen. Er hält nichts von der Denkfigur, dass kulturelle Äußerungen „nichts anderes als" etwa unterdrückte und sublimierte, umgeleitete Triebe sind. Die Suche nach Sinn ist nach Frankl kein Anzeichen für eine Neurose, sondern das Wertvollste und das Edelste, was den Menschen ausmacht.

Frank: Das finde ich wieder höchst interessant. Denn einen Paradigmenwechsel bietet auch die Psychotraumatologie an, nämlich die bereits erwähnte Ressourcenorientierung statt dem psychoanalytischem Katharsismodell. Das will sagen: Um aus einem Problem ein Projekt zu machen, um seelisch zu heilen, braucht jeder Mensch gute Kräfte, Ressourcen. Diese müssen in einem ausgeglichenem Verhältnis zu den Herausforderungen durch belastende Erfahrungen stehen. Lernprozesse gelingen nur in einem inneren Gleichgewicht, sozusagen im „grünen Bereich der inneren Zustände".

Wenn man sich dies als Waage vorstellt: Es kann das an Problemen verarbeitet werden, was im gleichen Umfang und Gewicht auf die andere Waagschale gelegt werden kann. Je mehr Ressourcen zur Verfügung stehen, umso mehr Problematisches und Verletzendes kann bearbeitet, sortiert und überwunden werden. Und das geht meist von selbst, automatisch. Darum ist die Ressourcenarbeit und -gewinnung immer der Traumakonfrontation vorzuschalten und vorzuordnen.

Außerdem legt die Traumatherapie, wie ich schon erwähnt hatte, den Finger auf die Wunde des problematischen therapeutischen Ansatzes bei Sigmund Freud. Nach Ansicht der Psychotraumatologie hat Freud die Grenzen zum Missbrauch im therapeutischen Kontext klar überschritten. Dies gilt im Übrigen auch für C.G. Jung.

Sie, die Therapeuten selbst, verursachten ja eine Revictimisierung der Opfer. Sie leugneten und verdrängten den Umstand, dass ihre Klientinnen reale Opfer waren. Dies ermöglichte ihnen die Freud'sche Neurosenlehre, derzufolge Neurosen unterdrückte, nicht gelebte sexuelle Wünsche sind. Folglich werden die Gewaltfolgen wieder den Opfern angelastet. So reiht sich eine Revictimisierung an die nächste. Aus psychotraumatologischer Sicht geradezu fatal. Menschlich schwierig sind auch die überlieferten Informationen, dass die Psychotherapeuten Freud und Jung wohl nicht immer den nötigen körperlichen Abstand zu ihren Klientinnen wahrten. Doch dazu lasse ich lieber Berufenere sich äußern. Denn auch hier gilt: im Nachhinein ist man immer klüger.

Einen weiteren Paradigmenwechsel zwischen Psychoanalyse auf der einen und Logo- wie Traumatherapie auf der anderen Seite stellt auch der Umgang mit der Sehnsucht nach „Sinn" dar. Während die Psychoanalyse einen eher naturwissenschaftlich-materialistischen Blick auf den Menschen hat und stets nahe dran ist, das menschliche Bedürfnis nach Sinn eher als eine Neurose zu bewerten, ist „Sinn" für die Logo- wie die Traumatherapie geradezu ein heiliges Wort und der Königsweg zu einem erfüllten, ressourcenvollen und resilienten Leben. Natürlich kann ich als Theologe dem existentiellen Begriff „Sinn" auch viel abgewinnen, weil er eine innere Nähe zum Namen „Gott" hat. Der „Sinn" kann dabei als Chiffre, als Inbegriff, als philosophische Übersetzung von „Gott" dienen. Mich würde es darum sehr interessieren, den Zusammenhang von „Logotherapie" und „Existenzanalyse" genauer in den Blick zu bekommen.

Johanna: Logotherapie und Existenzanalyse stellen zwei Facetten ein- und derselben Lehre dar. Viktor Frankls Anliegen war, dass mit der Logotherapie der „Logos", hier zu übersetzen mit „Sinn", in die Psychotherapie einbezogen wird, und dass die Existenzanalyse die Existenz in die Psychotherapie hereinnimmt. Die Logotherapie fordert Rückbesinnung auf Sinn und Werte, die Existenzanalyse Selbstbesinnung auf Freiheit und Verantwortlichkeit. Sowohl Logotherapie als auch Existenzanalyse richten sich an der geistigen Dimension des Menschen aus: die Logotherapie ist Therapie vom Geistigen her und die Existenzanalyse ist Analyse auf Geistiges hin (Viktor Frankl, Der leidende Mensch 1984, S. 271). Die Logotherapie ist also eine Behandlungsform, die sich mit Sinnfindung und mit der Bearbeitung von Sinnverlusten beschäftigt. Die Existenzanalyse beinhaltet das dazugehörige Menschenbild, die Anthropologie. Sie ist die Theorie zur Logotherapie.

Die Logotherapie ist eine psychotherapeutische Behandlungsmethode, während die Existenzanalyse eine anthropologische Forschungsrichtung darstellt, die offen ist zur Kooperation und zur Weiterentwicklung. Die Existenzanalyse ist nicht auf die Triebkräfte des Menschen gerichtet, wie dies bei Sigmund Freud der Fall war, sondern auf Werte, durch deren Verwirklichung der Mensch Sinn erleben kann. Die Existenzanalyse betrachtet das Leben eines Menschen unter dem Aspekt von Sinnmöglichkeiten und Wertbezügen. In der Logotherapie und Existenzanalyse geht es um das Bewusstmachen des Geistigen, das sich im Bewusstsein der eigenen Verantwortlichkeit und der Fähigkeit zur Sinnfindung zeigt. Viktor Frankl ist beeinflusst von der Existenzphilosophie Karl Jaspers' und Martin Heideggers.

Typisch für diese Gesamtperspektive bei Viktor Frankl ist, dass die Therapie in eine Anthropologie und diese wiederum in eine Philosophie eingebunden ist.

Viktor Frankl hat eine andere Perspektive, eine neue Fragerichtung. Es ist die bereits genannte „kopernikanische Wende" nach

Frankl, dass nicht die Menschen Fragen oder Ansprüche an das Leben stellen, sondern dass vielmehr wir die vom Leben Befragten sind. Wir sind herausgefordert von den Fragen und Aufgaben, die das Leben uns stellt. Schon der ganze Sprachgebrauch deutet letztlich eine ontologische Perspektive an. Und wir beide haben es ja bei der „Synchronisation in Birkenwald" * selbst erlebt: Viktor Frankl spricht von einer „Synchronizität". Das Leben im Hier und Jetzt ist verbunden mit der metaphysischen Welt.

Frank: Mit meinen eigenen Worten würde ich es, durchaus poetisch, so sagen: Himmel und Erde berühren sich, wenn wir es mit Sinn, dem Mut zum Trotzdem, Glaube, Hoffnung und Liebe zu tun bekommen. Ob es eine metaphysische Welt gibt, im Sinne von einem unsichtbaren, irgendwie höheren Vorhandensein neben anderem „normalen" Sein, weiß ich nicht. Aber unsere religiöse Sprache versucht, über etwas zu sprechen, worüber wir naturgemäß gar nicht reden können, weil es eben nicht Teil unserer Welt ist. Vielleicht ist das Adjektiv „transzendent" hier hilfreicher als „metaphysisch", um dieses „höhere" neben dem „faktisch vorhandenen" Sein zu benennen.

Ich erinnere mich: Als wir das Theaterstück „Synchronisation in Birkenwald" von Viktor Frankl als Performance reinszeniert haben, war es für mich fast unerträglich, diese gedankliche Verdoppelung der Welt zuzulassen: Auf der Erde wird unsäglich gelitten, im Himmel wird distanziert darüber disputiert.

Viktor Frankl hatte diese „metaphysische Conférence" innerhalb von neun Stunden, wie in Trance, niedergeschrieben und so seine KZ-Erfahrungen mit seinen philosophischen und therapeutischen Grundeinsichten kurz nach seiner Befreiung aus den Lagern „synchronisiert". Darin unterhalten sich und beraten die drei großen Philosophen Sokrates, Spinoza und Kant, wie der Menschheit zur Ethik geholfen werden könne: Mit einem Theaterstück im Theater, das aufzeigen soll, dass Menschen auch in äußersten Grenzerfahrungen sich zum Guten entscheiden können.

Die Himmelsszenen im Theaterstück bei Viktor Frankl stehen für die Sinnhaftigkeit auch des allerschrecklichsten Erlebens. Sie sind ein Aufstand gegen die Absurdität des leidenden Seins. Das Theaterstück appelliert auf der einen Seite schon an die Geistigkeit und Moralität des Menschen, aber in der Konstruktion ist das Theaterstück existentialistisch und eben nicht moralisierend. Unten spielen die KZ-Szenen, oben findet der Dialog im Himmel mit den Philosophen statt und stellt den Menschen in seiner Situation als „Befragten" dar. Letztlich ist ja auch die Mutter des gepeinigten KZ-Insassen in einem jenseitigen Bereich eine „Befragte". Sie ist herausgefordert, Stellung zum Geschehen zu beziehen. Im Grunde haben wir es mit drei Ebenen zu tun, die miteinander verbunden, „synchronisiert" werden. Wie gesagt, es war für mich schwer erträglich. Ich konnte nur mitgehen, weil Viktor Frankl mit seinem eigenen Erleben und Erleiden dahinter stand. Sonst hätte ich mich vielleicht von dem Stück abgewandt, weil es mir ohne diesen Bezug zu Frankls Leben zu zynisch vorgekommen wäre. Viktor Frankl darf aber so ein Stück schreiben. Er darf an diese Grenze heran.

Auf jeden Fall kann ich es sehr gut nachvollziehen, dass dieses Theaterstück, das auf den letzten 50 Seiten seines bekanntesten Buches „… trotzdem Ja zum Leben sagen: Ein Psychologe erlebt das Konzentrationslager" enthalten ist, letztlich als „unspielbar" gilt.

Johanna: Dem Gedanken an die drei Ebenen des Geschehens muss man Raum geben. Das konkrete Geschehen im Konzentrationslager steht in einem größeren, übergeordneten Zusammenhang, einem Übersinn, der von den Philosophen verkörpert wird. Zugleich sind alle Dimensionen betroffen vom grausamen Geschehen und vom Leid der Häftlinge: einmal die Realität im Hier und Jetzt, dann die Vergangenheit im Reich des Todes, die durch die Mutter und ihren verstorbenen Sohn dargestellt wird, und drittens die erwähnte geistige, spirituelle Dimension der Philosophen, die das Geschehen beobachten, aber auch lenken.

Sie können auf allen Ebenen agieren und eingreifen; die Mutter im Totenreich kann mitleiden und aus dem Jenseits Trost spenden, die Häftlinge stehen unter ihrem Schutz. Die Synchronizität des Geschehens auf drei Ebenen, die sich wechselseitig beeinflussen und durchdringen, führt in die Tiefe des Leids und in die Höhe menschlicher Leistung durch Annahme und Wandlung eben des Leids.

Frank: So spannend und ergreifend mir dies auch nahe kommt, ich möchte im Sinne eines Ausblicks und einer Weiterführung ebenso bewusst Kritik oder zumindest ein Nachfragen anmelden.

* „Synchronisation in Birkenwald"

Videopräsentation mit szenischer Lesung und Musik im Rahmen der Gedenkveranstaltung zum 100. Geburtstag von Viktor Frankl

15.11.2005 in Augsburg im Augustanasaal
Veranstalter: Frankl Forum Augsburg, Annapunkt, Augustanaforum Augsburg

Sprecher: Baruch de Spinoza   Frank Witzel
        Immanuel Kant   Heinz D. Müller
        Sokrates   Molando Nardon

Musik und Technik: Hary Lin

Bearbeitung und Regie: Johanna Fischer

weitere Aufführungen:

3.10.2009 in Weimar zum Kongress der DGLE/GLE-Ost
„Freiheit und Verantwortung" mit Dr. Jens Colditz als Sokrates
Technik: Günter Fischer

13.07.2010 an der VHS Augsburg mit Dr. Bernhard Sokol als Sokrates
Technik: Günter Fischer

25.04.2015 in Bad Wörishofen/Türkheim zum Kongress
der DGLE „Befreit – WOZU?" mit Dr. Bernhard Sokol als Sokrates
Technik: Günter Fischer

Ausblick und Weiterführung

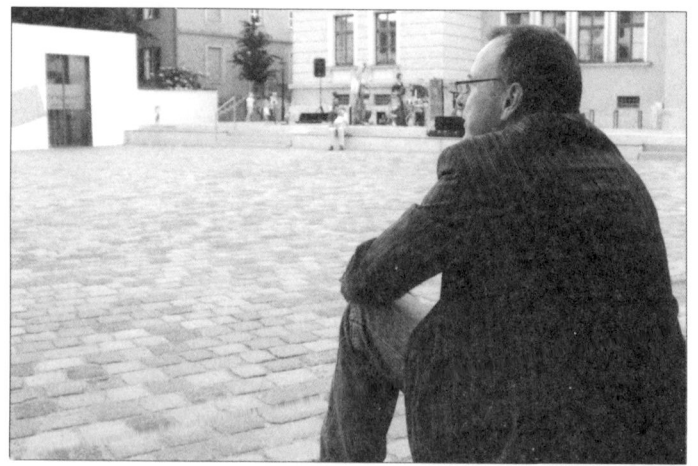

Frank Witzel im Annahof.

Ich denke, trotz aller vorbildlichen, ja geradezu heroischen Leistungen, die uns im Leben und im Werk von Viktor E.Frankl vor Augen geführt werden, ist es dennoch angemessen, auch allgemeine menschliche Grenzen in den Blick zu bekommen. Auch die Passivität ist eine Wirklichkeit. Die Psychotraumatologie rechnet fest mit ihr und mit Situationen der absoluten Ohnmacht. Diese müssen zuerst anerkannt werden, um in einem zweiten Schritt wieder „Selbstwirksamkeit" zu entdecken und zu entfalten. Die Passivität ist auch eine Grundkategorie christlicher, zumindest protestantischer Theologie. Gott schenkt seine Gnade. Im Empfang der Gnade ist der Mensch ganz passiv. Nach protestantischer Lesart ist das Christentum gerade keine Leistungsreligion. Und ihm zufolge leidet Leben, wenn es in erster Linie unter dem Leistungsaspekt gesehen wird.

Ich habe dabei das Gefühl und die Intuition, dass Viktor E. Frankl mir darin zustimmen würde. Aber die gedankliche Synthese seines Ansatzes mit dem Gedanken der radikalen Gnade, wie sie dem Protestantismus entspricht, steht noch aus.

Ich denke, im Sinne der Logo- wie der Traumatherapie ist festzuhalten, dass es eine ganz bedingungslose Ressource darstellt, sich darin zu verankern, dass alles gut begonnen hat und ein gutes Ziel finden wird. Die Einheit von Schöpfungs- und Erlösungslehre mit der Rede von der Liebe Gottes ist meines Erachtens die Grundressource schlechthin. Ich selbst habe diese großen Worte in vielen seelsorgerlichen Begegnungen in kommunikatives, tröstendes und heilendes Kleingedrucktes übersetzen dürfen. Dabei habe ich immer wieder gemerkt: Ja, genau darin ist Kraft.

Eine andere Frage beschäftigt mich ähnlich: In der Biografie von Viktor E. Frankl begegnen sich persönliche, therapeutische und philosophische Aspekte inmitten von politischen. Die Logotherapie ist eingebettet in die Geschichte des Nationalsozialismus und des Holocaust.

Auch die Traumatherapie weist darauf hin, dass Traumatisierung und Therapie immer auch in einem gesellschaftlichen und politischen Kontext stattfindet.

Was würde Viktor E. Frankl heute sagen zur Gegenwart mit ihren ökologischen Krisen, der Spaltung der Menschheit in Arm und Reich und den daraus entspringenden Migrationsbewegungen? Wie würde er die Globalisierung, Individualisierung und Ökonomisierung des gegenwärtigen Lebens sehen?

Johanna: Solche Fragen kann man nur im Konjunktiv beantworten. Zugleich bin ich mir sicher dass Viktor E. Frankl in irgendeiner Weise immer wieder klar machen würde, dass es die Dimension der Entscheidung gibt. Demzufolge ist nichts „alternativlos", wie uns der globalisierte Kapitalismus glauben machen will. Die rhetorische Beschwörung, dass es keine anderen Wege als die vorhandenen für die Welt gäbe, würde er bestimmt als das Grundübel der derzeitigen politischen Lage analysieren. Dazu wäre es sicher gut, sich noch einmal die Grundentscheidungen in der Logotherapie von Viktor E. Frankl vor Augen zu führen.

Grund-
entscheidungen

in der Logotherapie von Viktor Frankl

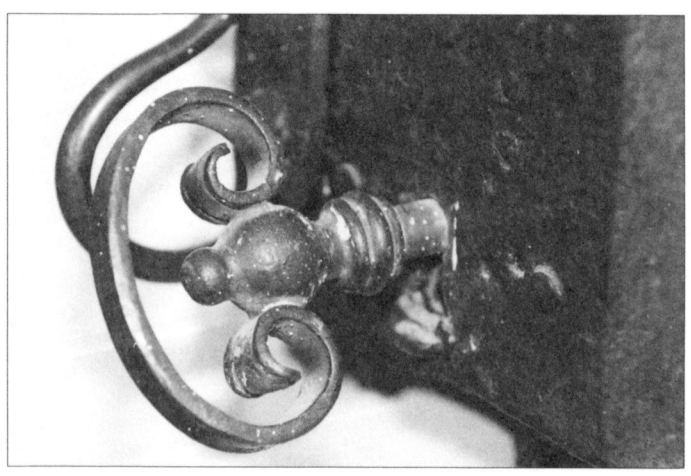

Annahof

Frank: Ja, gut! Ich fange mal vorn an mit dem Beginn: Mir gefällt an Viktor Frankl, dass er von der Medizin zur Psychologie kommt. Er hat die Logotherapie entworfen als Gegengewicht zum „Reduktionismus", „Psychologismus" und „Pathologismus" im vorherrschenden Therapiebetrieb. Sein Ansatz der „Höhenpsychologie" wurde im Gegensatz zur „Tiefenpsychologie" Sigmund Freuds entwickelt. Zugleich verstand er sich immer zuerst als Arzt und Wissenschaftler.

Johanna: Viktor Frankl sah den leidenden Menschen, der vom Arzt Heilung und Hilfe erwartet. Und: er lebte, was er lehrte. Das Verdienst Viktor Frankls ist es, das spezifisch Humane des Menschen erkannt, benannt und in die herkömmliche Psychotherapie eingeführt zu haben. Er spricht von der geistigen Dimension, die den Menschen ausmacht. Der Mensch ist geistige Person, und untrennbar mit ihr verknüpft ist Würde. Die Würde eines Menschen bleibt erhalten, in welch körperlichem Zustand, in welch seelischer Verfassung er sich befinden mag, an welcher Gehirnerkrankung er auch leiden mag: die geistige Person kann nicht erkranken, sie ist störbar, aber nicht zerstörbar. Die Würde eines Menschen ist immer die Würde der Person. „Wer jedoch um die unbedingte Würde jeder einzelnen Person weiß, hat auch unbedingte Ehrfurcht vor der menschlichen Person – auch vor dem kranken Menschen, auch vor dem unheilbar Kranken und auch noch vor dem unheilbar Geisteskranken."
(Der Wille zum Sinn, S. 110)

Diese tiefe Überzeugung Viktor Frankls vom Fortbestehen der geistigen Person wird auch als sein psychiatrisches Credo bezeichnet. Sie ist Grundlage seines Menschenbildes und seines Umgangs mit Menschen.

Schon als Kind und Jugendlicher war Viktor E. Frankl neugierig und wissensdurstig, einer, der viel fragte, über Gott und die Welt nachdachte und sich immer mehr für Psychologie zu interessieren begann. In den Zwanzigerjahren des vorigen Jahrhunderts war die Jugendarbeitslosigkeit in Wien erschreckend hoch. Viktor Frankl fühlte sich aufgerufen, die menschliche Not der Betroffenen zu lindern.

Schon mit 21 Jahren, als Medizinstudent, organisierte er Jugendberatungsstellen, nach dem Vorbild der von Alfred Adler gegründeten Erziehungsberatungsstellen. Viktor E. Frankl konnte Psychologen, darunter auch Charlotte Bühler, und andere Spezialisten wie Lehrer, Ärzte und Sozialarbeiter gewinnen, die Jugendliche unentgeltlich und ehrenamtlich in ihrer Wohnung berieten. Neu war, dass die Jugendlichen sich direkt an die Beratungsstelle wenden durften und anonym beraten wurden. Als im damaligen Wien zum Beispiel die Suizidzahlen unter Abiturienten erschreckend hoch waren, ließ sich Viktor Frankl auf diese Situation ein und gründete eine Beratungsstelle für Wiener Schüler. Nach dieser Sonderaktion gab es in Wien während dieser Jahre keinen Schülerselbstmord mehr.

Das Ausland interessierte sich für diese Arbeit Frankls. Sowohl in Berlin und Frankfurt als auch in Prag und Budapest sowie in anderen Städten wurden Jugendberatungsstellen nach seinem Muster geschaffen.

Frank: Neugier gefällt mir. Sie ist ja eine Grund-Ressource und meines Erachtens zentral wichtig in der Psychotraumatologie. Jetzt bin ich auch mal neugierig und frage vielleicht auch ein wenig unkorrekt: Viktor Frankl war ja Jude. Wie hielt er es mit der Religion?

Johanna: Viktor Frankl äußerte sich sehr zurückhaltend zu seinem Glauben. Als Kind musste er dem Vater jeweils am Freitagabend ein Gebet hebräisch vorlesen. Wenn er einen Fehler machte, gab es keine Belohnung. Sein Vater hielt die jüdischen

Feiertage streng ein, auch wenn sein Vorgesetzter mit Disziplinarstrafen drohte. Bis 1914 hielt sich die Familie Frankl an die rituellen Speisevorschriften.

Seit der ersten Nacht im Konzentrationslager las Viktor Frankl jeweils einige Seiten in den Psalmen, auf Hebräisch und Lateinisch. Dabei blieb er sein Leben lang. Er fand in jedem Text Bezüge zur aktuellen Situation. Für ihn waren die Psalmen Lebenshilfe für jeden Tag, Zuspruch, Schutz und Halt. Seine Frau Elly bezeichnet Viktor Frankl als einen tiefgläubigen Menschen.

Bei seinen Krankenhausaufenthalten stand sie vor dem Zimmer Wache, damit er ungestört die rituellen Gebete sprechen konnte. Viktor Frankl unterschied deutlich zwischen Logotherapie und Religion. Die Religion ist für die Logotherapie ein Sachgegenstand, aber kein Standpunkt. Die Logotherapie ist gegenüber der Religion grundsätzlich neutral eingestellt. Da gab es bei ihm, du würdest als lutherischer Theologe da vielleicht zustimmen, so eine Art „Zwei-Reiche-Lehre". Der Arzt bzw. Therapeut ist für die Heilung der Seele, der Priester bzw. der Pfarrer ist für das Seelenheil zuständig. Der Therapeut ist neutral, er hat es mit einem Menschen auf der Suche nach Sinn zu tun. Jedoch lässt die Logotherapie das „Tor zur Transzendenz" offen, und sehr oft führen Sinnfragen zur Frage nach Gott. Die Existenzanalyse ist keineswegs die Endstation zur letzten Sinnfindung des Menschen. Sobald religiöse Themen berührt werden, müssen sie in die Therapie mit einbezogen werden. Die Frage nach dem Sinn im Leben ist die Frage des Menschen überhaupt. Er ist das einzige Lebewesen, das nach sich selber fragt. Deshalb ist die Logotherapie offen für alle Menschen.

Viktor Frankl spricht vom Sinn im Leben, vom Sinn der Situation, und er spricht von dem „Übersinn", der das menschliche Leben umgreift, übersteigt und für unsere Sinne nicht fassbar ist. Den Übersinn kann der Mensch nur erahnen, an ihn kann er nur glauben. Glauben heißt für ihn „ein ahnendes Hinausgelangen in die Transzendenz".

Wenn es im Leben eines Menschen an Sinn mangelt, diagnostiziert Viktor E. Frankl eine „noogene Neurose".

Frank: Ein treffender Begriff!

Johanna: Und an anderer Stelle führt Viktor Frankl aus, dass das Leben uns die Fragen stellt, wir sind zur Antwort aufgefordert. Wer weiterdenkt, stößt auf den, der uns fragt – auf Gott.

Frank: Da würde ich dann doch ganz gern die Sache noch ein wenig differenzierter angehen.

Auf der einen Seite ist Religion eine enorm kraftvolle Ressource. Menschen, die religiös motiviert sind, haben mehr Kraft als andere. Durch Religion, den Bezug auf transzendente Welten oder Sinngehalte, werden Menschen zu den allertapfersten und edelsten Taten ermutigt und befähigt. Menschen wachsen im religiösen Deutungsrahmen über sich hinaus, werden opferbereit und geben sich einer Sache oder Menschen selbstlos hin. Liebe, Nächstenliebe, Barmherzigkeit, Friedensstiftungen und Gerechtigkeitsverwirklichungen bekommen so Kraft, Begeisterung, Leben und Ausdauer.

Allerdings wird Negatives auch verstärkt. So kann auf der anderen Seite Religion auch hoch problematisch sein. Denn durch die Vereinnahmung der Wahrheitsfrage zu seinen jeweils eigenen Gunsten wurde und wird oft unermessliche Gewalt legitimiert. Es gibt kaum einen gegenwärtigen kriegerischen oder terroristischen Konflikt, der nicht auch religiös begleitet, legitimiert und motiviert ist. Besonders ungünstig wirkt sich dabei aus, dass religiös legitimierte und motivierte Gewalt schlechter zugänglich ist für Argumente der Vernunft, da sie sich besser immunisieren kann gegen rationale Einwände und Gegenargumente. Sie bekommt ja ihre Gründe aus scheinbar anderen, höheren, übernatürlichen Ebenen, zu denen Vernunft und Einsicht per Definition keinen direkten Zugang haben.

Als protestantischem Theologen ist es mir da sehr wichtig, darauf hinzuweisen, dass es in der Religion darauf ankommt, eine „Selbstunterscheidungskompetenz" in Sachen Religion einzuführen. Schon in der Bibel begegnet uns die Einsicht, dass nicht alles gut ist, was sich religiös gibt. Gerade die Sozial- und Kultkritik der alttestamentlichen Propheten der Bibel lehrt uns dies. Sie nehmen die Religionskritik bei Anselm Feuerbach und Karl Marx im Ansatz schon vorweg.

Auch die Reformation, aus der nicht nur die lutherischen Kirchen hervorgegangen sind, hat in dieser Einsicht ihren Ursprung. Es war eben nicht alles gut, was im Namen der Religion gesagt und getan wurde. Darum verfasste Martin Luther 1517 seine 95 Thesen gegen den Ablasshandel und schon ging es los: Der Streit um die Wahrheit entbrannte und brachte neben vielen schlimmen Konsequenzen wie die Religionskriege in Europa auch neue wesentliche Einsichten für die ganze Welt, die nicht zuletzt auch die modernen Menschenrechte begründen. Denn es lässt sich ein Wirkungszusammenhang entdecken zwischen Luthers Beharren auf der Gebundenheit des Gewissens in Gott, der Gewissens-, dann der Religions- und letztlich der Presse- und Meinungsfreiheit als genuiner Bestandteil gelebter, unteilbarer Menschenrechte. Und der Bezug auf unveräußerliche Menschenrechte wie unbedingte Menschenwürde ist mittlerweile die Ressource schlechthin für den guten Umgang der Menschen miteinander weltweit!

Johanna: Ich kann mir nicht vorstellen, dass Viktor E. Frankl deinen fragenden Ausführungen widersprechen würde. Zugleich – das liegt ja in der Natur der Sache – kann er nicht im Vorgriff auf alles, was sich aus der Beschäftigung mit ihm und seinem Werk ergibt, antworten. Darum soll das Gespräch ja weitergehen. Wir sind Teil eines großen Ganzen.

Ich schlage vor - oder besser: wir regen an: das Gespräch zwischen Logotherapie, Psychotraumatologie bzw. Traumatherapie und Theologie möge richtig mit Schwung in Gang kommen. Wir freuen uns darauf. Es wird gut sein für den Rest der Menschheit.

Im Gespräch sind:

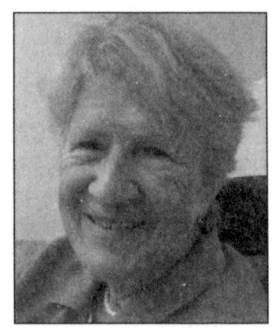

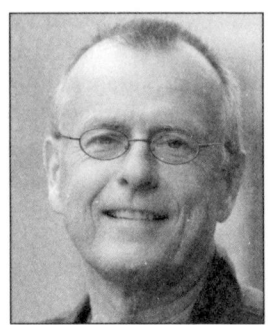

Johanna Fischer

Jahrgang 1943

Sie ist Logotherapeutin, Vorsitzende des Frankl Forums Augsburg und im Vorstand der Deutschen Gesellschaft für Logotherapie und Existenzanalyse DGLE, war bis 2002 Lehrerin an Grund- und Hauptschulen, lebt mit ihrem Mann Günter in Augsburg und engagiert sich als Referentin für Themen zu Viktor Frankl, Leben und Werk.

Siehe auch: **www.frankl-forum.de**

und

Frank Witzel

Jahrgang 1962.
Er hat in Erlangen und Marburg an der Lahn evangelische Theologie studiert, leistete in der Marburger Kinder- und Jugendpsychiatrie Zivildienst und arbeitet als evangelisch-lutherischer Gemeindepfarrer der Bayerischen Landeskirche im österreichischen Hirschegg im Kleinwalsertal.

Der ausgebildete Schwerhörigenseelsorger, NLP-Master (Synapse Stuttgart, Internat. Society of NLP), Geistlicher Begleiter (CCB Selbitz) und Traumatherapeut (wings-of-hope, zptn) ist auch zuständig für die Urlauber- und Gästeseelsorge im Kleinwalsertal.

Er mag seinen Beruf sehr, fährt gern Motorrad und findet die Berge großartig.

Siehe auch: **www.kleinwalsertal-evangelisch.de** und **www.frankwitzel.com**

Nachlese

Wir sind zur Antwort gerufen. Jede Lebenssituation fordert uns dazu heraus. Und niemand kann es uns abnehmen, aber auch nicht nehmen.

Ich bin gefragt und gefordert. Das Leben legt sich mir vor. Hier und jetzt. Mit meiner Antwort deute ich das Leben. Was sagt mir die Situation? Und der Mensch, der vor mir steht? Was bedeuten mir dieser Moment, das Geschehen, das Ereignis, die Stille, der Verlust, die Gemeinheit, das Lächeln, die Berührung? Was schwingt da alles mit? Was spricht zu mir – auch von einer anderen Wirklichkeit?

Zur Antwort bin ich berufen. Als Mensch. Unmittelbar. Trotzdem. Gerade jetzt. Unbedingt. Gerne. Und immer wieder. In Haltung, in Rede, im Lassen und Tun äußere ich mich.

Es ist uns ins Herz geschrieben zu antworten. Viktor Frankl war überzeugt davon. Das Leben hat Sinn – in jeder Situation. Das ist mehr, als dass es uns gut geht. Wir erfahren, wozu wir da sind, wozu wir gut sind. Genau an diesem Punkt können wir erkennen, dass wir nicht auf die Vergangenheit festgelegt sind; wir bekommen den Blick nach vorne.

Johanna Fischer und Frank Witzel haben mich in das Gespräch darüber hineingenommen. Ich habe ihren Dialog gelesen. Es war, als wäre ich dabei gewesen und hätte gehört. Ich habe mich angesprochen gefühlt. Und angefragt: Wie siehst du das? Antworten klingen nach in dieser Nachlese. Danke schön.

Dr. Jens Colditz

Kirchenrat
Evangelische Erwachsenenbildung in Bayern

Ein kleines Nachwort

von Dr. Bernhard Sokol

Viktor Emil Frankl (1905-1997), Begründer der Logotherapie und Existenzanalyse, Wegbereiter und Gründer der „Dritten
Wiener Richtung der Psychotherapie", hat die „Hölle" gesehen,
erfahren, aushalten müssen – und ertragen! Und dies nicht nur einmal, sondern in mehreren Konzentrationslagern. Er ist daran nicht
zerbrochen, hat nicht jeden Lebensmut und Lebenssinn verloren,
sondern in tiefer existenzieller Weisheit erkannt, dass der Mensch,
jeder Mensch einen „Willen zum Sinn" in sich trägt, den er entdecken, finden kann – gerade im Antlitz von Gewalt, Leid und Tod!

Er hat nach dem Krieg vielen Menschen damit nicht nur einen
neuen Lebensrahmen eröffnet, sondern sich wohltuend von ideo-
logisch verbohrten Positionen eines „Willens zur Macht" oder
eines egoistischen „Willens zur Lusterfüllung" sowie eines „Willens zur Verdrängung" abgehoben und unterschieden. Genau diese
zentrale Lebensfrage nach dem Sinn der Existenz, nach dem Sinn
des Daseins, ist heute drängender denn je. Trotz allen Überflus-
ses, trotz aller politischer Sicherheiten, trotz aller staatlicher Si-
cherungssysteme, steigt die Zahl derer, die nach Sinn fragen und
suchen.

Frankl hat unserer „schnellen und oftmals so oberflächlichen
Zeit" eine weitere wichtige Einsicht und Lebensorientierung geschenkt, die weisheitliche Erfahrung, dass mein Lebenssinn eingebettet ist in einen größeren, über die Begrenztheit von Raum
und Zeit und Denken hinaus führenden Bereich. Damit wird die
Frage nach dem Sinn und die Sinnfindung nicht ein frommer
Selbstbetrug, indem ich mir meine Welt und ihre oft so schreckli-
che Wirklichkeit einfach „schöndeute", sondern der mir je und je
eigene Sinn wird getragen von dem, was wir Gott nennen und von
dem her Kraft, Hoffnung und Orientierung ausgehen können und
tatsächlich ausgehen.

Nicht erst Frankl´s Theaterstück zeigt diese Verbundenheit von Hier und Jetzt mit dem Dort und Ganzen, viele Äußerungen in seinen Werken zeigen dies ebenfalls. Als (natur-)wissenschaftlich arbeitender Mediziner und Therapeut hat er diese geistig-geistliche Dimension von Mensch und Welt allerdings nur sehr zögerlich äußern können, da der Wissenschaftskontext damals wie heute, eher „antimetaphysisch" denkt; als Mensch hingegen hat er mehrfach auf das „größere Ganze" hingewiesen und sich davon getragen gewusst.

Wenn sich nun, wie im vorliegenden Dialog dieses Büchleins ein Traumatherapeut und Theologe mit der Logotherapie befasst, dann wird schnell deutlich: die von Frankl benannte Fähigkeit des Menschen, sich immer noch einmal selbst zu einer Situation verhalten zu können und nicht allem und jedem einfach ausgeliefert sein und bleiben zu müssen, und auch die emanzipatorische Einsicht, „ich muss mir nicht alles von mir gefallen lassen", geben Raum, auch im Falle schwerer traumatischer Erfahrungen nicht zu verzweifeln und scheitern zu müssen. Einer Begebenheit ausgeliefert sein, sie ohnmächtig ertragen zu müssen, also „traumatisiert" zu werden, scheint ja einen Ausweg im Sinne einer „Lösung" zunächst unmöglich zu machen. Therapeutisch gelingt dies jedoch in mehreren Schritten: „Trauma – Krise – Lernen – Entwicklung".

Und hier zeigt sich wieder etwas Verbindendes: die Frage nach dem Sinn ist die Frage nach dem Dasein in der und trotz der Anfechtung und Krise! Denn es ist das Leben, das den Menschen permanent konfrontiert, sich dazu „verhalten" zu müssen. Dieses Verhalten aber ist keine ursächlich nur psychologische „Sache", sondern reicht in die „geistige Dimension" hinein. Diese geistige Dimension des Menschseins vermag in der Frage nach dem Sinn das Leben zu tragen und zu ertragen. Somit wird der Blick auf den Menschen entscheidend geweitet; zur medizinischen und psychologischen Sicht gesellt sich die philosophische und theologische Dimension seines Daseins dazu. Intrinsische Sinnsuche und exzentrische Verankerung des

Lebens im Dasein schlechthin, also theologisch gesprochen: das Leben als Teil der Schöpfung erfahren und sich eingebettet wissen; mein Sinn im Ganzen verankert, das schenkt neue Hoffnung und Kraft! Zum „Willen zum Sinn" gesellt sich der tiefe „Wille zum Leben". Viktor Frankl hat hier entscheidende Wege und Schritte aufgezeigt, die es wert sind, gerade heute nicht vergessen zu werden. Seinem Denken und Leben sei deshalb weiterhin Aufmerksamkeit und Erfolg gerade in dieser und künftigen Generationen gewünscht!

Literaturverzeichnis

Biller, Karlheinz/Stiegeler, Maria de Lourdes:
Wörterbuch der Logotherapie und Existenzanalyse von Viktor E. Frankl
Böhlau Wien 2008

Frankl, Viktor E.:
Ärztliche Seelsorge
Fischer TB, Frankfurt/Main,4. Auflage 1987

Frankl, Viktor E.:
...trotzdem Ja zum Leben sagen
DTV München, 10. Auflage 1991

Frankl, Viktor E.:
Der Wille zum Sinn
Piper München 1991

Frankl, Viktor E.:
Viktor E. Frankl – Was nicht in meinen Büchern steht
Beltz Taschenbuch , Weinheim 2002

Viktor E. Frankl, Professor Dr. med. Dr. phil. mult.:
Türkheimer Rede am 27.04.1985

Klingberg, Haddon, Jr.:
Das Leben wartet auf dich
Deuticke

Lukas, Elisabeth:
Von der Trotzmacht des Geistes
Herder Freiburg 1986

Lukas, Elisabeth:
Logotherapie
Quintessenz München 1995

Röhlin, Karl-Heinz:
Neue Hoffnung für James Dean
Claudius Verlag München1988

Waibel, Eva Maria:
Erziehung zum Selbstwert
Auer Donauwörth 1994

Auch in diesem Verlag erschienen:

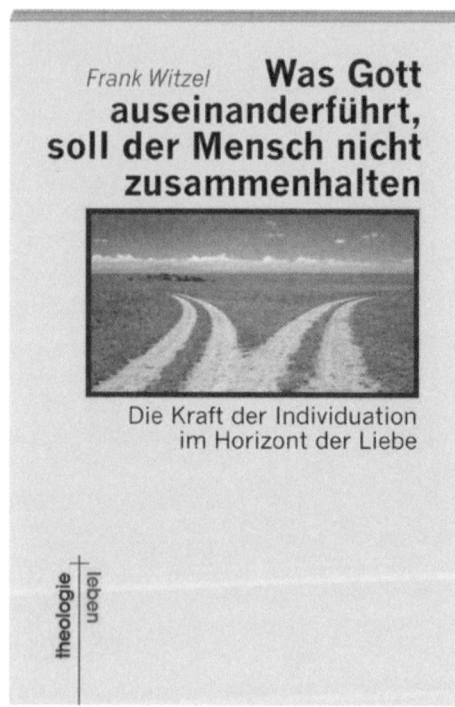

Frank Witzel **Was Gott auseinanderführt, soll der Mensch nicht zusammenhalten**

Die Kraft der Individuation
im Horizont der Liebe

theologie | leben

Frank Witzel

„Was Gott auseinanderführt, soll der Mensch nicht zusammenhalten"

96 Seiten, Broschur

ISBN:
978-3-9815239-6-6

In jeder guten Buchhandlung
oder direkt beim
Verlag Edition G****
erhältlich.

Lebenshilfe für Zweifler, Sucher, kirchlich Distanzierte und andere gute Christen.

In dem spannend zu lesenden Buch *„Was Gott auseinander- führt, soll der Mensch nicht zusammenhalten"* zeigt uns Frank Witzel, Vater von zwei Kindern, selbst zweimal geschieden und in einer glücklichen Beziehung lebend, dass Trennung nicht zwangsläufig Scheitern einer Beziehung bedeuten muss, sondern Wege in eine neue Zukunft eröffnen kann.
Ein Buch, das wirklich hilft!